中药传统炮制图鉴

王洪云　陈林兴　李　铭　主编

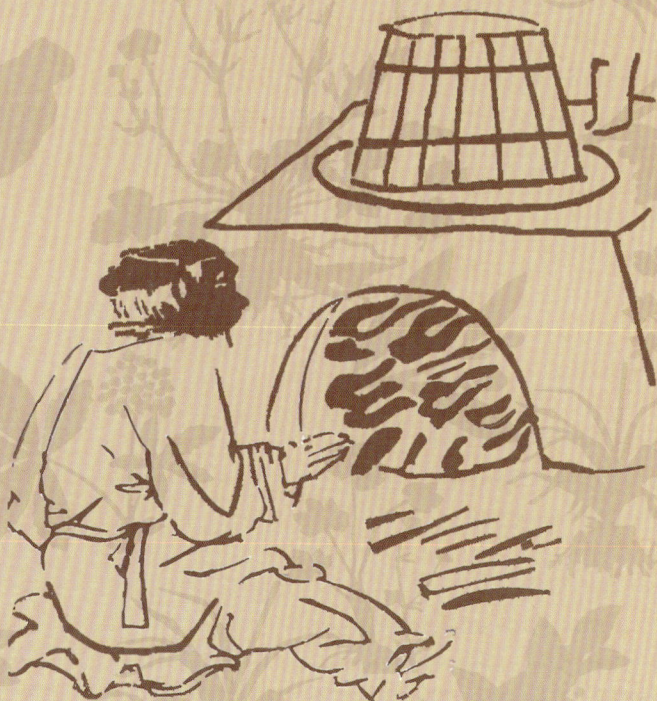

中国中医药出版社

·北京·

图书在版编目（CIP）数据

中药传统炮制图鉴 / 王洪云，陈林兴，李铭主编 . —北京：
中国中医药出版社，2020.8（2023.5 重印）
ISBN 978-7-5132-5826-5

Ⅰ . ①中… Ⅱ . ①王… ②陈… ③李… Ⅲ . ①中药炮
制学—图集 Ⅳ . ① R283-64

中国版本图书馆 CIP 数据核字（2019）第 239354 号

中国中医药出版社出版

北京经济技术开发区科创十三街 31 号院二区 8 号楼
邮政编码 100176
传真 010-64405721
河北品睿印刷有限公司印刷
各地新华书店经销

开本 880×1230 1/32 印张 6.5 字数 155 千字
2020 年 8 月第 1 版 2023 年 5 月第 4 次印刷
书号 ISBN 978 – 7 – 5132 – 5826 – 5

定价 49.00 元
网址 www.cptcm.com

服 务 热 线 010-64405510
购 书 热 线 010-89535836
维 权 打 假 010-64405753

微信服务号 zgzyycbs
微商城网址 https://kdt.im/LIdUGr
官 方 微 博 http://e.weibo.com/cptcm
天猫旗舰店网址 https://zgzyycbs.tmall.com

如有印装质量问题请与本社出版部联系（010-64405510）

修合無人見

存心有天知

戊戌年仲夏 蔣天明書

保山中医药高等专科学校蒋天明副校长为本书题词

资助项目

云南省提升专业产业服务能力项目（中药学专业）

云南省教育厅科学研究基金项目（百味中药传统加工技术整理研究：2018JS652）

云南省高等职业教育高水平骨干专业建设项目（中药学专业、中医学专业）

云南省科技厅州市区域创新能力提升专项（保山特色药用植物种苗繁育技术研究）

保山市科技计划项目（黄精种质资源保护及规范化种植研究）

教育部西南地区旅游和健康教育扶贫实验项目（健康旅游产业产教融合人才培养模式的构建与实践）

前言

　　中药须经炮制才能入药，是中医用药的特点之一。中药炮制是在中医药理论指导下，依照辨证施治需要和药物自身性质，以及调剂、制剂的不同要求所采取的制药技术。经过几千年的实践，药材加工炮制经验已形成独特的中药炮制理论体系，炮制方法特色鲜明（如炒、炙、煅、飞、煨、九蒸九晒等），炮制目的明确（如酒制升提、姜制温散、盐制走肾而软坚、醋制入肝而收敛、童便制除劣性而降下、米泔制去燥性而和中、乳制润枯而生血、蜜制甘缓而益元、陈壁土制藉土气而补中等）。

　　中药炮制技术是我国国家级非物质文化遗产之一。如今，中药炮制技术虽然有较为完备的理论和工艺，但关键技术的操作标准和质量标准却仍依靠师徒间的口传心授传承，虽有文献参考，操作者却往往难以领会其精髓。而随着炮制经验丰富的老药工陆续谢世，部分传统中药炮制技术也将面临失传的危险。我们作为中药炮制工作者,有义务对传统技艺进行传承和创新。

2016年以来,通过调研、走访,我们发现市场上的中药饮片多为生品,在医院药房或药店很难找全中药炮制品种。未炮制的饮片作用功效与炮制品存在差异,替代应用会影响临床疗效。如生首乌苦泄性平兼发散,具有解毒消肿、润肠通便、截疟的功能,用于治疗颈项瘰疬、咽喉不利的何首乌丸(《太平圣惠方》),治久疟不止的何人饮(《景岳全书》)等。而经黑豆汁拌蒸后的制首乌,味甘厚,性转温,不仅增强了补肝肾、益精血、乌须发、强筋骨的作用,同时消除了生首乌滑肠致泻的副作用,使慢性病人长期服用不致腹泻,如益肾固精乌发的七宝美髯丹(《积善堂方》)应用此品种。因此,临床应用时须根据功效区分生品、炮制品。

为了便于学生、行业从业人员学习中药饮片炮制及其鉴别方法,笔者组织团队,选取了较为常用的百余味中药,根据《中华人民共和国药典》(2015年版)、《全国中药炮制规范》等相关中医药文献,对其来源、炮制方法、炮制作用等进行了整理,同时,还按照现行的《全国中药炮制规范》和质量要求,由专业人员对这些中药进行了传统炮制加工,并拍摄照片,展示了其典型特征,为中药饮片的鉴别提供了依据。团队将研究成果汇编成图鉴，以供中药材加工、炮制、鉴别时参考，也希望以此形式促进中药的标准化及中医药传统技艺的保护与传承。

由于中药炮制具有明显的地域特点，加之编写时间仓促，虽全体编者尽心编写，但囿于水平，书中难免仍存疏漏，希望广大读者提出宝贵意见，以便再版时修订提高，使本书日臻完善。

王洪云

2019 年 6 月

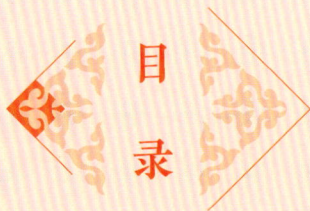

目 录

总 论

各 论

总论

中药炮制是在中医药理论指导下，按照辨证施治用药需要和药物自身的性质，以及调剂与制剂的不同要求，所采取的一项制药技术。

炮制是我国医药学特有的制药术语，历史上曾被称为"炮炙""炮制""修制""修治""修事""治削"等，虽然名称不同，叙述的内容却是一致的，在中医药古籍中大多使用"炮炙"与"炮制"两词。据考证，历代所用"炮炙"一般仅指用火加工处理药物的方法，不能真正反映和概括药材加工处理的全貌。为了既能保持炮制的原意，又能较为广泛地概括药物的各种加工技术，现代多用"炮制"一词。"炮"代表与火有关的加工技术；"制"代表更广泛的加工处理技术。而"炮炙"一词，现代一般是指净制、切制以外的各种加工方法。

自古至今，中药材须炮制加工成饮片后才可供临床药用。所采用的炮制方法多种多样，或者清炒，或者加辅料炮制。炮制目的也不单一。这些都是中医临床用药的特别之处。

一、炮制是中医用药的特色

中药的临床应用有两个特点：一是将多味中药根据临床需要，按照组方原则配成复方使用；二是将中药材按照制药原则炮制加工后使用。中药成分多样，功效也复杂，临床使用往往需突出药物某方面的作用，故通过炮制对药物原有性能功用进行优化，用以突出某方面的作用，使之更适宜治疗。另外，有些中药虽然能够防病治病，但其自身具有毒性，通过炮制可以降低药物的毒副作用，保证临床用药安全。另一方面，中药的性能和作用无有不偏，偏则利害相随，这就需要通过炮制来调整药性，引药直达病所，使其升降有序、补泻适宜，发挥药物的功效，提高其临床疗效。

对于同一味中药，经过不同的方法炮制加工，改变其性味和功效，可使其具有不同的功用。如大黄味苦，性寒，归脾、胃、大肠、肝、心包经，具有泻下攻积、凉血解毒、逐瘀通经、利湿退黄的功效；生大黄苦寒沉降，气味重浊，走而不守，直达下焦，泻下作用峻烈，长于攻积导滞、泻火解毒，用于实热积滞便秘、血热吐衄、湿热黄疸、痈疮肿毒、血瘀经闭、产后瘀阻、跌打损伤的治疗，外用还可治烧烫伤；而酒大黄泻下作用稍缓，借酒力引药上行，长于清上焦血分热毒，用于治疗血热妄行之吐血、衄血，以及火邪上炎所致的目赤咽肿、齿龈肿痛；熟大黄泻下作用缓和，腹痛之副作用较轻，长于泻火解毒，用于火毒疮疡的治疗；醋大黄泻下作用稍缓，长于消积化瘀，用于治疗食积痞满、产后瘀滞、癥瘕积聚；大黄炭泻下作用甚微，长于凉血化瘀止血，用于治疗大肠有积滞的大便出血及热邪伤络，呕血、咳血等出血病证。

此外，气候、环境不同对用药要求也不同。如春夏季人体腠理疏松，用药不宜过于燥热和辛散；秋季空气干燥，用药不宜过燥；冬季寒冷，人体腠理致密，用药不宜过于寒凉。北方气候干燥，用药偏润；南方气候炎热潮湿，用药不宜过于滋腻。故通过炮制调整中药材的性能使其更加适应气候、环境的变化和人体对药物的需求，可提高疗效。

因此，要充分发挥功效，扬长避短，更好地适应中医辨证论治、灵活用药的要求，中药应用前就必须经过炮制，以保证临床用药安全有效。

二、中药炮制目的明确

中药炮制方法各异，炮制目的也是多方面的，往往一种中药可以采用多种炮制方法，一种炮制方法兼有几方面的作用，这些作用既有主次之分，又彼此密切相关。一般而言，中药的炮制目的可以概括为下述九个方面：

（一）洁净药物，确保用药质量

中药在采收、运输、贮存、保管过程中，常混入泥沙、霉烂品、虫蛀品、非药用部位或功效不同的药用部位等，因此，必须进行净制加工，以保证临床用药准确。如根类药物要去茎，种子类药物要除去种皮、果皮或去核，皮类药物要去栓皮，动物类药物要去头、尾、足、翅等。有些药物虽属同一植物，但药用部位不同，其作用也不同，应区分入药，如麻黄茎发汗、根止汗，故不能混合应用。

（二）便于调剂和制剂

药材经过炮制制成饮片后，便于临床调剂和制剂。根及根茎类、果实类等药材需加工成片、丝、段、块等饮片。如根和根茎类药材大黄、泽泻，皮类药材厚朴、黄柏，叶类药材枇杷叶、荷叶，果实类药材山楂、瓜蒌等均需切制。矿物类、贝壳类及动物骨甲类药物需煅、煅淬、砂烫使其质地酥脆，易于粉碎和煎出有效成分。如穿山甲、刺猬皮、水蛭等动物类药物需烫制加工；石决明、自然铜、鳖甲等矿物类药物需煅、煅淬、砂烫处理。

（三）矫臭矫味，宜于服用

动物类或其他有腥臭味的药物，服后容易出现恶心、呕吐、心烦等不良反应，患者往往难以接受。因此，此类药物常用漂洗、酒

总
论

制、醋制、蜜制、麸炒等方法加以炮制，以矫臭矫味，宜于患者服用，如醋制五灵脂、麸炒僵蚕、酒制紫河车等。

（四）利于贮藏，保存药效

种子类药物经过加热处理，终止种子发芽，便于贮藏而不变质，如苏子、莱菔子等；某些昆虫类、动物类药物加热处理可杀死虫卵、防止孵化，便于贮存，如桑螵蛸等。

（五）制造新药，扩大中药品种

炮制可以制成新的药物，扩大中药品种。如人的头发一般不作药用，若经扣锅煅制成血余炭，则可止血散瘀；鸡蛋煮熟后，取蛋黄用干馏法熬出蛋黄油，则具有清热解毒的功效。

（六）降低或消除药物的毒性或副作用

历代对有毒药物的炮制都很重视，有较为成熟的除毒炮制方法。如川乌、草乌经煮制，苍耳子经炒黄，斑蝥经米炒，马钱子经砂烫均可降低毒性；又如麻黄"生令人烦，汗出不可止"，故用时"皆先煮数沸"，则可降低其副作用。

（七）改变或缓和药物的性能

性味偏盛的药物多具有一定的副作用。如大寒伤阳、大热伤阴、过酸损齿伤筋、过苦伤胃耗液、过甘生湿助满、过辛损津耗气、过咸助痰湿等。经过炮制可以改变或缓和药物偏盛的性味，以改变药物的作用，适用于不同病情的患者。如生地黄性凉，味甘、苦，可清热生津、凉血止血；蒸制成熟地黄后，性温，味甘，功效则偏于滋阴补血、益肾养肝。

（八）调整药物的作用部位和趋向

炮制可引药入经，改变药物的作用部位和趋向。如柴胡入心包络、肝、三焦、胆经，醋制后作用专于肝经；又如大黄苦寒，其性沉而不浮，走而不守，酒制后可引药上行，善清上焦热邪，可治疗上焦实热引起的牙痛等症。

（九）增强药物疗效

中药除了通过配伍来提高疗效外，还可通过炮制增强其临床疗效。如《医宗粹言》记载："决明子、萝卜子、芥子、苏子、韭子、青葙子，凡药用子者俱要炒过，入煎方得味出。"又如款冬花、紫菀等化痰止咳药，经蜜炙后可增强润肺止咳作用。另外，某些炮制辅料可以提高药物有效成分的溶出率而增强疗效，如醋制延胡索、甘草制黄连等。

三、中药传统炮制常用辅料

中药炮制辅料是指中药炮制过程中，除主药以外所加入的具有辅助作用的附加物料。应用辅料炮制药物历史非常久远，南北朝以前就开始使用。辅料在药物炮制中应用非常广泛，或蒸、或煮、或炙，可增强疗效、降低毒副作用或影响药物理化性质等，以提高中药临床应用的灵活性。药性与辅料之间有着密切联系，辅料品种及其性能作用不同，在炮制药材时所起的作用也各不相同。常用的辅料分为液体辅料和固体辅料两大类。

（一）液体辅料

1. 酒　味甘、辛，性大热，能活血通络、祛风散寒，行药势，矫味矫臭。一般来说，炙药多用黄酒，浸药多用白酒。

2. 醋　味酸、苦，性温，具有引药入肝、理气、止血、行水、消肿、解毒、散瘀止痛，以及矫味矫臭等作用。

3. 蜂蜜　气芳香，味极甜，不得有异味，室温（25℃）相对密度应在 $1.349kg/m^3$ 以上。不得有淀粉和糊精，水分不得超过25%，蔗糖不得超过8%。能和药物起协同作用，增强药物疗效，起解毒、缓和药性、矫味矫臭等作用。

4. 食盐水　味咸，性寒，能强筋骨、软坚散结、清热凉血、解毒、防腐，并能矫味。

5. 生姜汁　味辛，性温，升腾发散而走表，能发表散寒、温中止呕、开痰、解毒。

6. 甘草汁　味甘，性平，具补脾益气、清热解毒、祛痰止咳、缓急止痛的作用。

7. 黑豆汁　味甘，性平，能活血利水、祛风、解毒、滋补肝肾。

8. 米泔水　味甘，性凉，无毒，能益气除烦、止渴、解毒，对油脂有吸附作用。

9. 胆汁　味苦，性大寒，能清肝明目、利胆通肠、解毒消肿、润燥。

10. 麻油　味甘，性微寒，能清热、润燥、生肌。因沸点较高，常用以炮制质地坚硬的药物，或有毒药物使之酥脆以降低毒性。

其他液体辅料还有吴茱萸汁、萝卜汁、羊脂油、鳖血、石灰水等，可根据临床需要选用。

（二）固体辅料

1. 稻米　味甘，性平，能补中益气、健脾和胃、除烦止渴、止泻痢。

2. 麦麸　味甘、淡，性平，能和中益脾。

3. 白矾　味酸、涩，性寒，具祛痰杀虫、收敛燥湿、解毒防腐的作用。

4. 豆腐　味甘，性凉，具益气和中、生津润燥、清热解毒的作用。

5. 灶心土　味辛，性温，能温中和胃、止血、止呕、涩肠止泻等。

6. 蛤粉　味咸，性寒，能清热、利湿化痰、软坚。

7. 河砂　应用河砂作中间传热体拌炒药物，取其温度高、传热快、受热均匀的特点，可使坚硬的药物变酥脆，或使药物膨大鼓起，以便粉碎和利于煎出有效成分，提高疗效。

8. 滑石粉　味甘，性寒，能利尿、清热、解暑。

9. 朱砂　味甘，性微寒，有毒，具镇惊、安神、解毒等功效。

10. 羊脂　味甘，性温，具有补虚助阳、润燥、祛风解毒等功效。

四、中药炮制专著

中药炮制是随着中药的发展和应用而产生的，其历史可追溯到原始社会。人类为了方便服用药物，对其进行洗净、劈开、打碎等必要的处理，形成了中药炮制的萌芽。

火的出现是中药炮制技术形成的关键。火的应用使人类逐步从茹毛饮血过渡到炮生为熟。随着经验的积累，一些制备熟食的方法被应用于处理药物，如炮、烧等，从此便产生了中药炮制的雏形。

酒的发明与应用充实了中药炮制的内容。酒作为辅料应用于炮制药物，如用酒送服药物或者泡制药酒等，丰富了炮制的形式。

在中药炮制发展的历史长河中，中药炮制技术大体经历了起始和形成时期、中药炮制理论的形成时期、中药炮制品种和技术的扩大应用时期、中药炮制振兴和发展时期等四个时期。诞生了一批炮制专著，对现代中药炮制影响深远，很多方法沿用至今。

（一）《雷公炮炙论》

成书于南北朝刘宋时期，为雷敩在总结前人炮制经验和技术的基础上，结合当时的炮制成果而著成，被称为我国第一部炮制专著。

《雷公炮炙论》载药300种（现存268种），对后世中药炮制的发展具有较大的影响。书中记述的许多炮制方法至今仍具有指导意义。如含有生物碱成分的莨菪、吴茱萸等，经醋制后，生物碱与酸形成盐，可提高水中的溶解度，提高疗效；茵陈的有效成分为挥发油，炮制时应"勿令犯火"，防止药物有效成分受热而挥发；白芍、知母、没食子等要求用竹刀刮去皮，"勿令犯铁"，主要是因为药物中含有鞣质类成分，遇铁即发生反应。

（二）《炮炙大法》

成书于明代，为缪希雍所著，载药439种，简要叙述了各种药物的出处、采集时间、优劣鉴别、炮制辅料、操作方法及贮存等内容，是我国第二部炮制专著。

该书内容除部分来自《雷公炮炙论》外，大部分是明代的炮制方法。此外，《炮制大法》还将前人的炮制方法归纳为"雷公炮炙十七法"：曰煿、曰爁、曰炮、曰炙、曰煨、曰炒、曰煅、曰炼、曰制、曰度、曰飞、曰伏、曰镑、曰搬、曰㬠、曰曝、曰露。书后附有用药凡例，记述制剂、煎药、服药方法及宜忌等内容。

（三）《补遗雷公炮制便览》

成书于明代，为宫廷院画师创作，是我国国内现存古代彩绘本草典籍中最完整的一部。

《补遗雷公炮制便览》共14卷，分为金石、草、木、人、兽、禽、虫鱼、果、米谷、菜等10部，附彩图1193幅，载药957种。各药项下，先图后文，文字简要，列有药名、性味、毒性、功效主治、产地、形态、别名等；图画部分，主要描绘药的形态、炮制加工过程及相关的民间故事等，学术价值较高。

（四）《修事指南》

成书于清代，为张仲岩所著，载药232种，为我国第三部炮制专著。

　　书中内容多引自《证类本草》和《本草纲目》，较为系统地叙述了各种炮制方法。张仲岩认为，炮制在中医学中非常重要，"炮制不明，药性不确，则汤方无准而病症无验也"。故其在明·陈嘉谟《本草蒙筌》所载的炮制理论基础上增添了新的论述，使炮制理论得以丰富，如"吴茱萸制抑苦寒而扶胃气，猪胆汁制泻胆火而达木郁，牛胆汁制去燥烈而清润，秋石制抑阳而养阴，枸杞汤制抑阴而养阳……""煅者去坚性，煨者去燥性，炙者取中和之性，炒者取芳香之性……"。

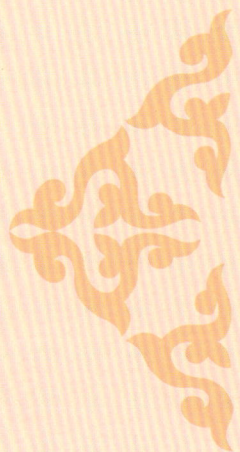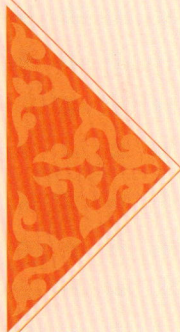

各论

Rén shēn Ginseng Radix et Rhizoma 人参	味甘、微苦，性微温 归脾、肺、心、肾经 生津养血，安神益智 益肺 大补元气、复脉固脱、补脾

人参始载于《别录》，其炮制首见于汉代《中藏》。《中国药典》（2015年版）载有生晒参、红参两种炮制品。

为五加科植物 Panax ginseng C. A. Mey. 的干燥根及根茎。新鲜人参称"水子"或"水参"。栽培品习称"园参"。野生品产量甚少，习称"山参"。播种在山林野生状态下自然生长的称"林下山参"，习称"籽海"。

生晒参

有特异香气，味微苦甘，体轻，质脆

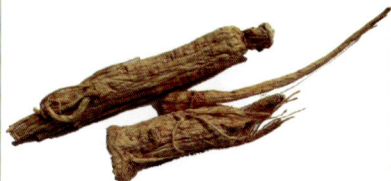

切面平坦，白色或灰白色，粉性，显放射状裂隙。

炮制作用：生品偏于补气生津，多用于治疗气阴不足之津伤口渴、消渴等证，以清补为佳。

红参

气微香，味甘、微苦，质硬而脆

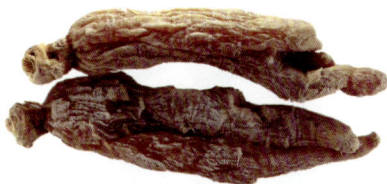

切面红棕色或深红色，角质样。

炮制作用：经蒸制后，味甘苦而厚，性偏温，具有大补元气、复脉固脱、益气摄血，多用于治疗气血亏虚之脉微肢冷、气不摄血、崩漏下血、心力衰竭等，以温补见长。

各论

炮制方法

序号	炮制品	炮制方法
1	生晒参	取原药材，除去杂质，洗净，润透，切薄片，干燥；或用时粉碎、捣碎
2	红参	取原药材，洗净，蒸制，干燥为红参；用时蒸软后或稍浸后烤软，切薄片，或用时粉碎、捣碎

Jiǔ xiāng chóng
Aspongopus

九香虫

味咸，性温

归肝、脾、肾经

理气止痛、温中助阳

九香虫始载于《本草纲目》，其炮制方法首见于明代《本草纲目》。《中国药典》（2015年版）载有九香虫、炒九香虫两种炮制品。

为蝽科昆虫九香虫 *Aspongopus chinensis* Dallas 的干燥体。11月至次年3月捕捉，置适宜容器内，用酒少许将其闷死，取出阴干；或置沸水中烫死，取出，干燥。

九香虫
气特异，味微咸，质脆

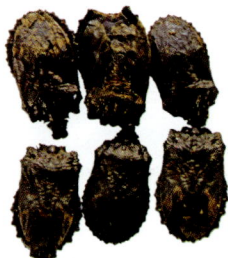

炒九香虫
具有香气，质脆

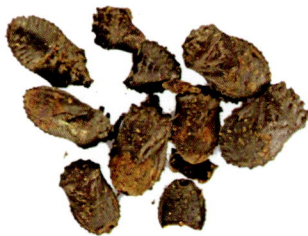

略呈六角状扁椭圆形，表面棕褐色或棕黑色，略有光泽。头部小，与胸部略呈三角形，复眼突出，卵圆状，单眼1对，触角1对各5节，多已脱落。背部有翅2对，外面的1对基部较硬，内部1对为膜质，透明。胸部有足3对，多已脱落。腹部棕红色至棕黑色。

色泽加深。

炮制作用：炒后能去其腥臭气味，便于服用，增强其行气温阳的作用，常用于治疗胃寒胀痛、肝胃气痛、肾虚阳痿、腰膝酸痛等。

炮制作用：因其具有特异的腥臭气味，故临床一般不生用。

炮制方法

序号	炮制品	炮制方法
1	九香虫	取原药材，除去杂质，筛净灰屑
2	炒九香虫	取净九香虫，置已预热的炒制器具中，用文火加热，炒至色泽加深，并逸出固有气味时，取出晾凉，筛去碎屑

Sān léng
Spliganii Rhizoma

三棱

味辛、苦，性平

归肝、脾经

破血行气、消积止痛

三棱始载于《本草拾遗》，其炮制首见于唐代《经效产宝》。《中国药典》（2015 年版）载有三棱和醋三棱两种炮制品。

为黑三棱科植物黑三棱 Sparganium stoloniferum Buch.–Ham. 的干燥块茎。冬季至次年春采挖，洗净，削去外皮，晒干。

三棱

气微，味淡，嚼之微有麻辣感

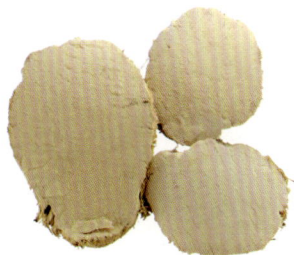

为呈类圆形的薄片。外表皮灰棕色，切面灰白色或黄白色，粗糙，有多数明显的细筋脉点。

炮制作用：生品为血中气药，破血行气、消积作用较强，用于治疗血瘀经闭、产后瘀滞腹痛、癥瘕结聚、食积痰滞、脘腹胀痛等。

醋三棱

偶见焦黄斑，微有醋香气

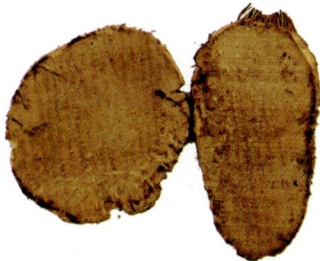

切面黄色至黄棕色。

炮制作用：炙后主入血分，可增强其破瘀散结、止痛的作用，用于治疗瘀滞经闭腹痛、癥瘕结聚、心腹疼痛、胁下胀痛等。

炮制方法

序号	炮制品	炮制方法
1	三棱	取原药材，除去杂质，大小分档，浸泡，润透，切薄片，干燥
2	醋三棱	取净三棱片，加入定量醋拌匀，闷润至醋被吸尽，置炒制器具内，文火加热，炒干，取出晾凉，筛去碎屑。每100kg 净三棱片用米醋 15kg 加工

Gān jiāng
Zingiberis Rhizoma

干姜

味辛，性热

归脾、胃、肾、心、肺经

温中散寒、回阳通脉、温肺化饮

干姜始载于《神农本草经》，其炮制首见于汉代《金匮要略》。《中国药典》（2015年版）载有干姜、姜炭两种炮制品。

为姜科植物姜 *Zingiber officinale* Rosc. 的干燥根茎。冬季采挖，除去须根及泥沙，晒干或低温干燥。趁鲜切片晒干或低温干燥者称为"干姜片"。

干姜

有特异的香气，味辛辣，质地疏松

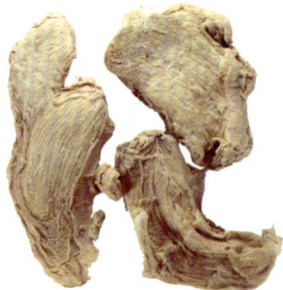

呈不规则的片块状，厚0.2～0.4cm，切面黄白色或灰白色。周边灰黄色或浅灰棕色。

炮制作用：生品以温中散寒、回阳通脉、温肺化痰为主，能守能走，对中焦寒邪偏盛而兼湿者以及寒饮伏肺的喘咳尤宜；因力速作用较强，用于回阳复脉，常用于治疗脘腹冷痛、呕吐泄泻、肢冷脉微、痰饮喘咳。

姜炭

味微苦、微辣，质松脆

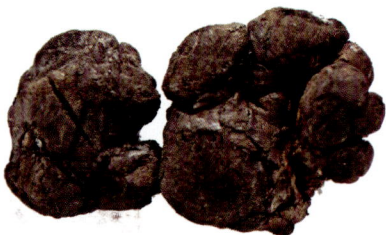

形如干姜片块，表面焦黑色，内部棕褐色，体轻。

炮制作用：其辛味消失，守而不走，长于止血温经。其温经作用弱于炮姜，而固涩止血作用强于炮姜，可用于治疗各种虚寒性出血，且出血较急、出血量较多的患者。

炮 姜
气香、特异，味微辛、辣；质轻泡

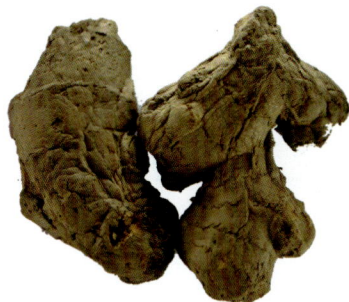

为不规则膨胀的块状，表面棕黑色或棕褐色，断面边缘处显棕黑色，中心棕黄色，细颗粒性，维管束散在。

炮制作用：辛散之性减弱，其温里作用不及干姜迅猛，但作用缓和而持久，有温经止血、温中止痛作用，用于治疗脾胃虚寒、腹痛吐泻、吐衄崩漏等。

炮制方法

序号	炮制品	炮制方法
1	干姜	取原药材，除去杂质，洗净，润透，切厚片或块，干燥，筛去碎屑
2	姜炭	取干姜块，置已预热的炒制器具中，武火加热，炒至干姜鼓起、松泡、表面焦黑色、内部棕褐色。有火星时及时喷淋适量饮用水，熄灭火星，略炒，取出晾凉，筛去碎屑
3	炮姜	将砂置炒制器具内，用武火加热，炒至滑利、灵活状态，投入净干姜，武火翻炒至鼓起、表面棕褐色、内部呈棕黄色时，取出，筛去砂，晾凉

Dà huáng
Rhei Radix et Rhizoma

大黄

味苦，性寒

归脾、胃、大肠、肝、心包经

泻下攻积、清热泻火、凉血解毒、逐瘀通经、利湿退黄

大黄始载于《神农本草经》，其炮制首见于汉代《金匮玉函经》。《中国药典》（2015年版）载有大黄、酒大黄、熟大黄、大黄炭四种炮制品。

为蓼科植物掌叶大黄 *Rheum palmatum* L.、唐古特大黄 *Rheum tanguticum* Maxim.ex Balf. 或药用大黄 *Rheum officinale* Baill. 的干燥根及根茎。秋末茎叶枯萎或次春发芽前采挖，除去细根，刮去外皮，切瓣或段，绳穿成串干燥或直接干燥。

大 黄
气清香，味苦而微涩，质坚实

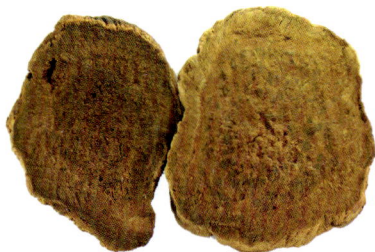

为不规则厚片或块，切面淡红棕色或黄棕色，显颗粒性，有星点环列或散在；根木部发达，放射状，无星点；周边黄棕色至红棕色。

炮制作用：生品泻下攻积、清热泻火、凉血解毒、逐瘀通经、利湿退黄，用于治疗实热积滞便秘、血热吐衄、目赤咽肿、痈肿疔疮、肠痈腹痛、瘀血经闭、产后瘀阻、跌打损伤、湿热痢疾、黄疸尿赤、淋证、水肿；外治烧烫伤。

酒大黄
略有焦斑，略有酒气，质坚实

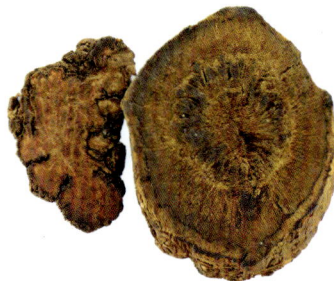

表面深棕色或棕褐色，断面呈浅棕色。

炮制作用：酒炒后苦寒泻下作用稍缓，并借酒的升提之性引药上行，善清上焦血分热毒，用于治疗目赤咽肿、齿龈肿痛。

熟大黄
有特异芳香气，味微苦，质坚实

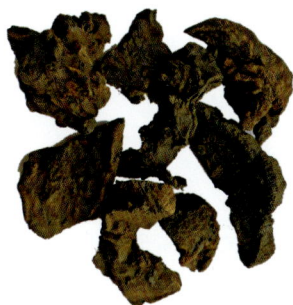

表面黑褐色。

炮制作用：酒蒸后泻下缓和，有泻火解毒的作用，并能减轻腹痛的副作用，增强活血祛瘀之功，用于治疗火毒疮疡、瘀血内停。

大黄炭
有焦香气，味苦涩，质轻而脆

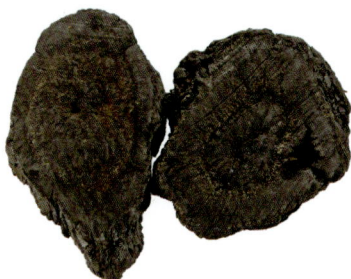

表面焦黑色，断面焦褐色。

炮制作用：炒炭后泻下作用极微，并有凉血化瘀止血作用，用于治疗血热有瘀而出血之证。

醋大黄
略有醋香气

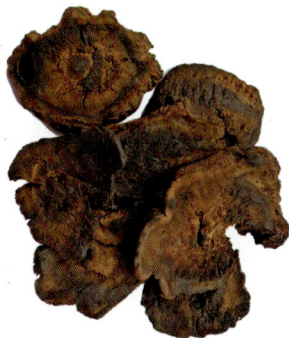

表面深棕色或棕褐色，断面浅棕色。

炮制作用：泻下作用减弱，以消积化瘀为主，多用于治疗食积痞满、产后瘀滞、癥瘕癖积。

炮制方法

序号	炮制品	炮制方法
1	大黄	取原药材，除去杂质，大小分开，洗净，捞出，润透，切厚片或小方块，晾干或低温干燥，筛去碎屑
2	酒大黄	取净大黄片，用黄酒拌匀，闷润待酒被吸尽后，置炒制器具内，文火炒至近干、色泽加深，并逸出大黄的特异气味时，取出晾凉，筛去碎屑。每100kg净大黄片用黄酒10kg
3	熟大黄	①取净大黄块，置木甑、笼屉或其他器具内，隔水蒸至大黄内外均呈黑色为度，取出干燥。②取净大黄块，用黄酒拌匀，闷1～2小时至酒被吸尽，装入炖药罐或适宜的蒸制容器内，隔水加热24～32小时至大黄内外均呈黑色时，取出干燥。每100kg净大黄块用黄酒30kg
4	大黄炭	取净大黄片，置炒制器具内，武火加热，炒至外表呈焦黑色、内部焦褐色，取出晾凉，筛去碎屑
5	醋大黄	取净大黄片，用醋拌匀闷润，待醋被吸尽后，置炒制器具内，文火加热，炒干，取出晾凉，筛去碎屑。每100kg净大黄片用醋15kg

Dà jì
Cirsii Japonici
Herba

大蓟

凉血止血、散瘀解毒消痈

归心、肝经

味甘、苦，性凉

大蓟始载于《名医别录》，其炮制首见于唐代《千金翼方》。《中国药典》（2015 年版）载有大蓟和大蓟炭两种炮制品。

为菊科植物蓟 *Cirsium japonicum* Fisch. ex DC. 的干燥地上部分。夏秋二季花开时采割地上部分，除去杂质，晒干。

各论

大 蓟
味淡

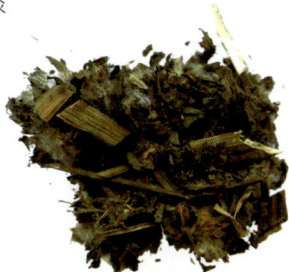

大蓟炭
气焦香，质地酥脆

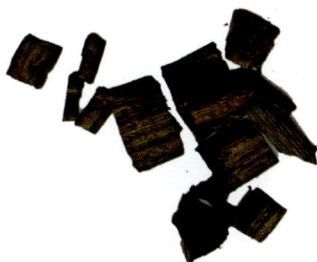

为 1.5 ～ 2cm 的小段，表面绿褐色，有数条纵棱，被丝状毛，切面灰白色，髓部疏松或中空。叶皱缩，多破碎，边缘具不等长的针刺，两面均具灰白色丝状毛。

炮制作用：生品以凉血消痈力盛，用于治疗衄血、吐血、便血、崩漏、外伤出血、痈肿疮毒。

形如大蓟，外表黑褐色，断面棕黑色。

炮制作用：炒炭后凉性减弱，收敛止血作用增强，用于治疗衄血、吐血、尿血、便血、崩漏、外伤出血。

炮制方法

序号	炮制品	炮制方法
1	大蓟	取原药材，除去残根及其他杂质，洗净，稍润，切段，干燥
2	大蓟炭	取净大蓟段，置已预热的炒制器具中，武火加热，炒至表面呈黑褐色。有火星时及时喷淋适量饮用水，熄灭火星，略炒，取出晾凉，筛去碎屑

Xiǎo huí xiāng
Foeniculi Fruc-tus

小茴香

味辛，性温

散寒止痛、理气和胃

归肝、肾、脾、胃经

小茴香始载于《唐本草》,《中国药典》（2015 年版）载有小茴香和盐小茴香两种炮制品。

为伞形科植物茴香 Foeniculum vulgare Mill. 的干燥成熟果实。秋季果实初熟时采割植株，晒干，打下果实，除去杂质。

小茴香
有特异香气，味微甜辛

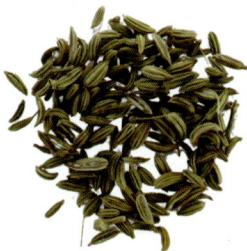

盐小茴香
香气浓，略有咸味

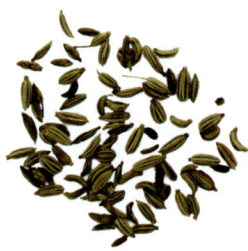

为双悬果，呈圆柱形，有的稍弯曲，表面黄绿色或淡黄色，两端略尖，顶端残留有黄棕色突起的花柱基，分果呈长椭圆形，背面有纵棱 5 条，结合面平坦而较宽。

炮制作用：生品辛散之性较强，长于理气、温胃止痛，用于治疗胃寒呕吐、小腹冷痛、脘腹胀痛。

色泽加深，偶有焦斑，微鼓起。

炮制作用：盐炙后辛散之性缓和，专行下焦，长于温肾祛寒，疗疝止痛，用于治疗疝气疼痛、睾丸坠痛及肾虚腰痛。

炮制方法

序号	炮制品	炮制方法
1	小茴香	取原药材，除去杂质及残梗，筛去灰屑
2	盐小茴香	取净小茴香，用适量食盐水拌匀，闷润至盐水被吸尽后，置于温度适宜的热锅内，用文火炒至微黄色，有香气逸出时，取出，晾凉

山茱萸

Shān zhū yú
Corni Fructus

补益肝肾、涩精固脱
归肝、肾经
味酸、涩，性微温

山茱萸始载于《神农本草经》，其炮制首见于南北朝《雷公炮炙论》。《中国药典》（2015年版）载有山萸肉和酒萸肉两种炮制品。

为山茱萸科植物山茱萸 *Cornus officinalis* Sieb.et Zucc. 的干燥成熟果肉。秋末冬初果皮变红时采收果实，用文火烘或置沸水中略烫后及时除去果核，干燥。

山萸肉
味酸、涩、微苦，质柔软

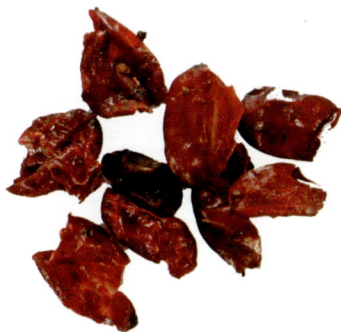

酒萸肉
微有酒香气，质滋润柔软

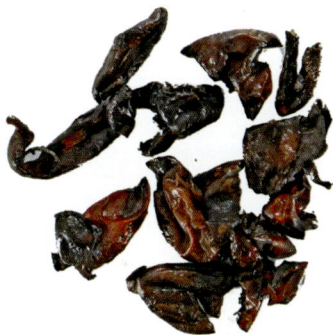

呈不规则片状或囊状。表面紫红色至紫黑色，皱缩，有光泽，顶端有的有圆形宿萼痕，基部有果梗痕。

炮制作用：生品长于敛汗固脱，多用于治疗自汗、盗汗、遗精、遗尿。

形如山茱萸，表面紫黑色或黑色。

炮制作用：酒制后借酒力温通，助药势，降低其酸性，滋补作用较蒸山萸肉为好。

蒸萸肉
质滋润柔软

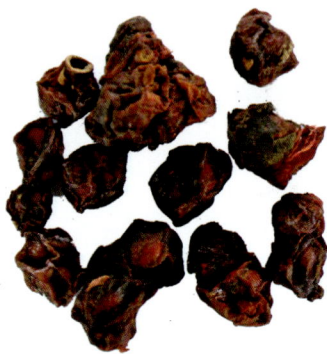

形如山茱萸，表面紫黑色或黑色。

炮制作用：酒炙后借酒力温通，助药势，降低其酸性，滋补作用较蒸山萸肉为好。

炮制方法

序号	炮制品	炮制方法
1	山萸肉	取原药材，洗净，除去杂质及残留果核，干燥
2	酒萸肉	取净山萸肉，用黄酒拌匀，置适宜的容器内，密闭，隔水蒸或炖至酒被吸尽、色变黑润时，取出干燥。每100kg净山萸肉用黄酒20kg
3	蒸萸肉	取净山萸肉，置笼屉或适宜的蒸制容器内，先用武火加热，待"圆汽"改用文火，蒸至外皮呈紫黑色时，熄火后闷过夜，取出，干燥

Shān yào
Dioscoreae Rhizoma

山药

味甘，性平
归脾、肺、肾经
补脾养胃、生津益肺、补肾、涩精

山药始载于《神农本草经》，其炮制首见于南北朝刘宋时代《雷公炮炙论》。《中国药典》（2015年版）载有山药和麸炒山药两种炮制品。

为薯蓣科植物薯蓣 Dioscorea opposita Thunb. 的干燥根茎。冬季茎叶枯萎后采挖，切去根头，洗净，除去外皮和须根，干燥，习称"毛山药片"；或除去外皮，趁鲜切厚片，干燥，称为"山药片"；也有选择肥大顺直的干燥山药，置清水中，浸至无干心，闷透，切齐两端，用木板搓成圆柱状，晒干，打光，习称"光山药"。

山药
富粉性，质脆，易折断

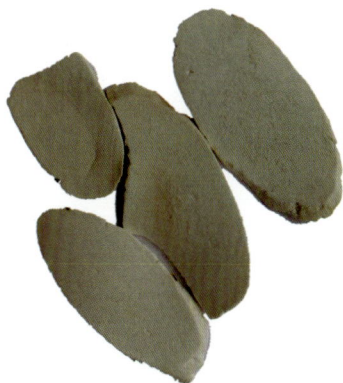

土炒山药
具土香气，质脆

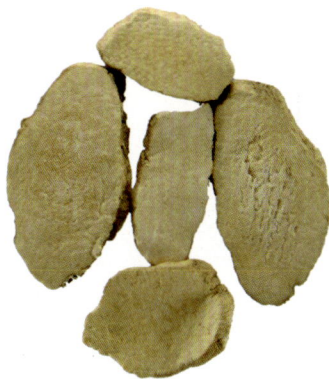

呈类圆形的厚片，表面类白色或淡黄白色，断面类白色。

炮制作用：生品补脾养胃、生津益肺、补肾涩精，用于治疗脾虚食少、久泻不止、肺虚喘咳、肾虚遗精、带下、尿频、虚热消渴。

表面土黄色，挂有均匀的土粉。

炮制作用：土炒后以补脾止泻为主，用于治疗脾虚久泻。

麸炒山药

略有焦香气

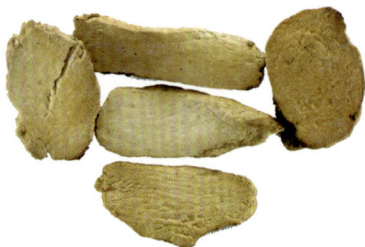

表面黄白色或微黄色，偶见焦斑。

炮制作用：麸炒后性微温，长于补脾健胃、固精止带，用于治疗脾虚食少、泄泻便溏、白带过多。

炮制方法

序号	炮制品	炮制方法
1	山药	取原药材，除去杂质，大小分档，泡润至透，切厚片，干燥，筛去碎屑。
2	土炒山药	先将土粉置炒制器具内，中火炒至土呈灵活状态，投入净山药片，翻炒至色泽加深、表面均匀挂上土粉，并逸出香气时取出，筛去土粉，晾凉。每100kg山药片用灶心土30kg
3	麸炒山药	炒制器具预热，均匀撒入麸皮，中火加热，即刻烟起，随即投入净山药片，迅速拌炒至黄色时取出，筛去麸皮，晾凉。每100kg山药片用麸皮 10 ～ 15kg

Shān zhā
Crataegi Fructus

山楂

味酸、甘

降脂

归脾、胃、肝经

消食健胃、行气散瘀、化浊

山楂始载于《新修本草》，其炮制首见于元代《丹溪心法》。《中国药典》（2015年版）载有净山楂、炒山楂和焦山楂三种炮制品。

为蔷薇科植物山里红 *Crataegus pinnatifida* Bge. *var. major* N.E.Br. 或山楂 *Crataegus pinnatifida* Bge. 的干燥成熟果实。秋季果实成熟时采收，切片，干燥。

净山楂
气微清香，味酸、微甜

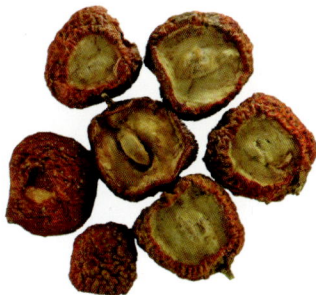

为圆形片，皱缩不平，切面深黄色至浅棕色，中间有5粒浅黄色果核，多脱落而中空，外皮红色，具皱纹，有灰白色小斑点，有的片上可见短而细的果梗或花萼残迹。

炮制作用：生品长于活血化瘀，常用于治疗瘀血经闭、产后瘀阻、心腹刺痛、疝气疼痛，以及高血压、高脂血症、冠心病等，也用于治疗食积停滞。

炒山楂
气清香，味酸、微甜

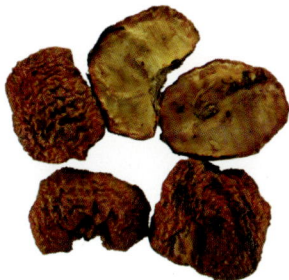

形如山楂片，果肉黄褐色，偶见焦斑。

炮制作用：炒后酸味减弱，缓和对胃的刺激，长于消食化积，常用于治疗饮食停滞、脾虚食滞。

029

焦山楂
有焦香气

山楂炭
味涩

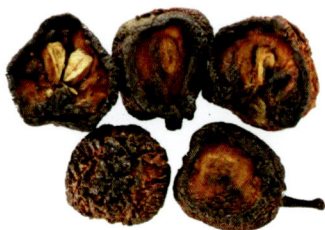

表面焦褐色，内部黄褐色。

炮制作用：炒焦后酸味减弱，增加了苦味，消食导滞作用增强，常用于治疗肉食积滞、泻痢不爽。

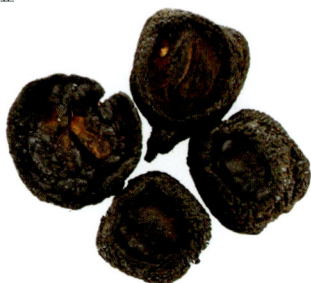

表面黑褐色，内部焦褐色。

炮制作用：炒炭后酸味大减，苦涩味增加，有收涩之性，具有止血、止泻的作用，可用于治疗脾虚泄泻、胃肠出血。

炮制方法

序号	炮制品	炮制方法
1	净山楂	取原药材，除去杂质及脱落的核
2	炒山楂	取净山楂，置已预热的炒制器具中，用中火加热，炒至色泽加深，并逸出固有气味时，取出晾凉，筛去碎屑
3	焦山楂	取净山楂，置已预热的炒制器具中，用中火加热，炒至表面焦褐色、内部焦黄色，并有焦香气味逸出时，取出晾凉，筛去碎屑
4	山楂炭	取净山楂，置已预热的炒制器具中，用武火加热，炒至表面黑褐色，内部焦褐色，有火星时及时喷淋适量饮用水，熄灭火星，略炒，取出晾凉，筛去碎屑

Chuān niú xī
Cyathulae
Dadix

川牛膝

味甘、微苦，性平

归肝、肾经

逐瘀通经、通利关节、利尿通淋

川牛膝又名都牛藤、天全牛膝。载于《仙授理伤续断秘方》。《中国药典》（2015 年版）载有川牛膝、酒川牛膝两种炮制品。

为苋科植物川牛膝 *Cyathula officinalis* Kuan 的干燥根。秋、冬季二季采挖，除去芦头、须根及泥沙，烘或晒至半干，堆放回润，再烘干或晒干。

川牛膝
气微，味甜

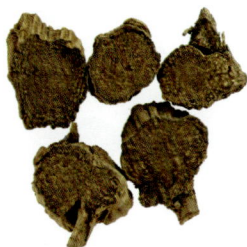

为圆形或椭圆形薄片。外表皮黄棕色或灰褐色，切面浅黄色至棕黄色。可见多数排列成数轮同心环的黄色点状维管束。

炮制作用：生品长于活血祛瘀、引血下行，用于治疗经闭、癥瘕、胞衣不下、关节痹痛、足痿筋挛、尿血、跌仆损伤。

酒川牛膝
微有酒香气，味甜

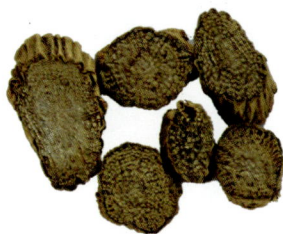

表面棕黑色。

炮制作用：酒炙后，增强活血祛瘀、通经止痛的作用，用于治疗风湿痹痛、肢体活动不利等。

炮制方法

序号	炮制品	炮制方法
1	川牛膝	取原药材，除去杂质及芦头，洗净，润透，切薄片，干燥
2	酒川牛膝	取川牛膝片，加黄酒拌匀，闷润至透，置锅内用文火炒干，取出放凉。川牛膝每 100kg 用黄酒 10kg

031

Chuān wū
Aconiti Radix

川乌

祛风除湿、温经止痛

归心、肝、脾、肾经

味辛、苦，性热，有大毒

川乌始载于《神农本草经》，其炮制首见于汉代《金匮要略》。《中国药典》（2015年版）载有生川乌和制川乌两种炮制品。

为毛茛科植物乌头 Aconitum carmichaelii Debx. 的干燥母根。6月下旬至8月上旬采挖，除去子根、须根及泥沙，晒干。

生川乌

气微，味辛辣、麻舌

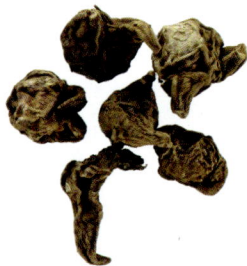

呈不规则的圆锥形，稍弯曲，顶端常有残茎，中部多向一侧膨大，长2～7.5cm，直径1.2～2.5cm。表面棕褐色或灰棕色，皱缩，有小瘤状侧根及子根脱离后的痕迹。质坚实，断面类白色或浅灰黄色，形成层环纹，呈多角形。

炮制作用：生品有大毒，多外用于治疗风冷牙痛、疥癣、痈肿。

制川乌

气微，微有麻舌感

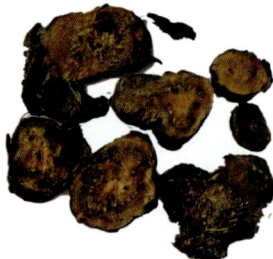

为不规则或长三角形的片。表面黑褐色或黄褐色，有灰棕色形成层环纹，体轻，质脆，断面有光泽。

炮制作用：制后毒性降低，可供内服，功效同川乌，用于治疗风寒湿痹、关节疼痛、心腹冷痛、寒疝作痛、麻醉止痛。

🏵 炮制方法

序号	炮制品	炮制方法
1	生川乌	取原药材，拣净杂质，洗净灰屑，晒干，用时捣碎
2	制川乌	取净川乌，大小分开，用水浸泡至内无干心，取出，加水煮沸4～6小时（或蒸6～8小时）至取大个及实心者切开内无白心，口尝微有麻舌感时，取出，晾至六成干，切厚片，干燥，筛去碎屑

Chuān xiōng
Chuanxiong
Rhizoma

川芎

味辛，性温

活血行气、祛风止痛

归肝、胆、心包经

川芎唐代有熬制（《千金翼》）法。《中国药典》（2015年版）载有川芎一种炮制品。

为伞形科植物川芎 *Ligusticum chuanxiong* Hort. 的干燥根茎。夏季当茎上的节盘显著突出，并略带紫色时采挖，除去泥沙，晒后炕干，再撞去须根。

川芎

具特异香气，味苦辛，稍有麻舌感，微回甜；质坚韧

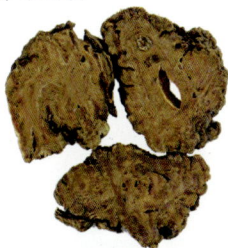

为不规则的薄片，表面黄白色或灰黄色，片面可见波状环纹或不规则多角形的纹理，散有黄棕色的小油点（油室），切面光滑，周边粗糙不整齐。

炮制作用：临床多生用，其气厚味薄，辛香走窜力强，活血行气，祛风止痛力强，用于治疗血瘀气滞的月经不调、痛经、闭经、产后瘀滞腹痛、头风头痛、风湿痹痛等证。

酒川芎

略有酒气

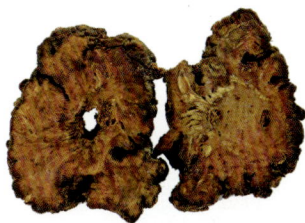

色泽加深，偶见焦斑，质坚脆。

炮制作用：经酒炙后，能引药上行，增加活血、行气、止痛作用，多用于治疗血瘀头痛、胸胁疼痛、月经不调、风寒湿痹等证。

炮制方法

序号	炮制品	炮制方法
1	川芎	取原药材，除去杂质，大小分开，洗净。用水泡至指甲能掐入外皮为度，取出，润透，切薄片，干燥，筛去碎屑
2	酒川芎	取川芎片，加入定量黄酒拌匀，稍闷润，待酒被吸尽后，置炒制容器内，用文火加热，炒至棕黄色时，取出晾凉，筛去碎屑。川芎片每100kg用黄酒10kg

Chuān liàn zǐ
Toosendan
Fructus

川楝子

疏肝泄热、行气止痛、杀虫

归肝、小肠、膀胱经

味苦，性寒，有小毒

川楝子始载于《神农本草经》，其炮制首见于南北朝《雷公炮炙论》。《中国药典》（2015年版）载有川楝子、炒川楝子两种炮制品。

为楝科植物川楝 Melia toosendan Sieb. et Zucc. 的干燥成熟果实。冬季果实成熟时采收，除去杂质，干燥。

川楝子
气特异，味酸、苦，质坚硬

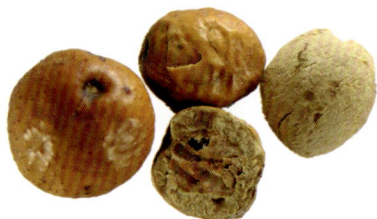

炒川楝子
气焦香，味酸、苦

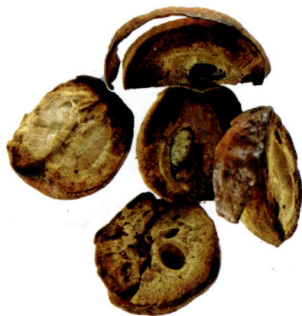

呈类球形，表面金黄色至棕黄色，微有光泽，少数凹陷或皱缩。外果皮革质，果肉松软，淡黄色。果核球形或卵圆形，内分6～8室，每室含黑棕色长圆形种子1粒。

炮制作用：生品有毒，且能滑肠，长于杀虫、疗癣，多用于治疗虫积腹痛、头癣。

呈半球状、厚片或不规则的碎块，表面焦黄色。

炮制作用：炒后能缓和其苦寒之性，降低毒性，并减轻滑肠的副作用，长于疏肝、理气、止痛，用于治疗胸胁、脘腹胀痛。

盐川楝子

味微咸

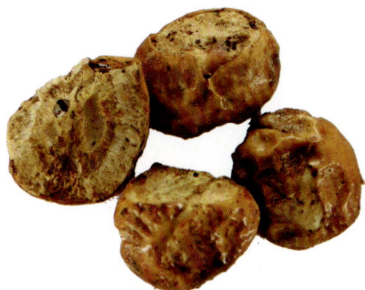

表面深黄色。

　炮制作用：盐炙后能引药下行，长于疗疝止痛，常用于治疗疝气疼痛、睾丸坠痛。

炮制方法

序号	炮制品	炮制方法
1	川楝子	取原药材，除去杂质，用时捣碎
2	炒川楝子	取净川楝子，切厚片或碾碎，置已预热的炒制器具中，用中火加热炒至表面焦黄色时，取出晾凉，筛去碎屑
3	盐川楝子	取净川楝子片或碎块，用盐水拌匀，闷润至盐水被吸尽后，置器具中，用文火炒至表面深黄色时，取出晾凉，筛去碎屑。每100kg净川楝子用食盐2kg

Mǎ qián zǐ
Strychni Semen

马钱子

通络止痛、散结消肿

归肝、脾经，

味苦，性温，有大毒

马钱子始载于《本草纲目》，其炮制首见于《本草纲目》。历代尚有牛油炸马钱子、香油炸马钱子、水煮黄土炒马钱子、甘草水煮后麻油炸马钱子等。《中国药典》（2015年版）载有生马钱子、制马钱子和马钱子粉三种炮制品。

为马钱科植物马钱 *Strychnos nux-vomica* L. 的干燥成熟种子。冬季采收成熟果实，取出种子，晒干。

生马钱子
气微，味极苦，质坚硬

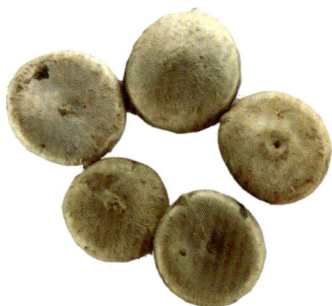

呈纽扣状圆板形，常一面隆起，一面稍凹下，直径 1.5～3cm，厚 0.3～0.6cm。表面密被灰棕或灰绿色绢状茸毛，有丝样光泽，边缘稍隆起，底面中心有突起的圆点状种脐。

炮制作用：利尿通淋、清热解暑，外用祛湿敛疮，用于治疗热淋、石淋、尿热涩痛、暑湿烦渴、湿热水泻，外用于治疗湿疹、湿疮、痱子。

制马钱子
微有香气，味极苦

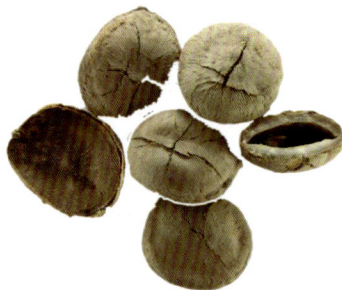

两面均膨胀鼓起，边缘较厚，表面棕褐色或深棕色，质坚脆。

炮制作用：砂炒或油炸后，降低毒性，质地变脆，易于粉碎，可供内服，一般入丸散用，用于治疗风湿顽痹、麻木瘫痪、跌仆损伤、痈疽肿痛；小儿麻痹后遗症、类风湿关节痛等。

中药传统炮制图鉴

036

马钱子粉

气微香，味极苦

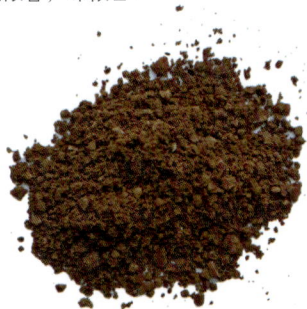

为黄褐色粉末。

炮制作用：同制马钱子。

炮制方法

序号	炮制品	炮制方法
1	生马钱子	取原药材，除去杂质
2	制马钱子	将砂置炒制器具内，用武火加热，炒至滑利、灵活状态，投入大小一致的净马钱子，翻埋烫炒至鼓起、外皮呈棕褐色或深棕色、内面红褐色，并鼓起小泡时取出，筛去砂，晾凉，捣碎或供制马钱子粉用
3	马钱子粉	取制马钱子（砂炒法），粉碎成细粉，按《中国药典》2015年版马钱子［含量测定］项下的方法测定士的宁含量后，加入适量淀粉，使含量符合规定，混匀即得

Wáng bù liú xíng
Vaccariae Se-
men

王不留行

味苦，性平

归肝、胃经

活血通经、下乳消肿、利尿通淋

王不留行始载于《神农本草经》，其炮制首见于汉代《金匮要略》。《中国药典》（2015年版）载有王不留行和炒王不留行两种炮制品。

为石竹科植物麦蓝菜 Vaccaria segetalis（Neck.）Garcke 的干燥成熟种子。夏季果实成熟、果皮尚未开裂时采割植株，晒干，打下种子，除去杂质，再晒干。

王不留行
气微，味微涩、苦，质硬

呈球形，表面黑色，未成熟者红棕色，略有光泽，有细密颗粒状突起，一侧有一凹陷的纵沟。

炮制作用：生品长于消痈肿，用于治疗乳痈或其他疮痈肿痛。因生品质地坚硬、辛散力强，有效成分难以煎出，临床上多捣烂外敷，有消肿止痛之效。

炒王不留行
性偏温，质地松泡

炒爆后质地松泡。

炮制作用：长于活血通经、下乳、通淋，多用于治疗产后乳汁不下、经闭、痛经、石淋、小便不利等。

炮制方法

序号	炮制品	炮制方法
1	王不留行	取原药材，除去杂质，洗净，干燥
2	炒王不留行	取净王不留行，置已预热的炒制器具中，用中火加热，迅速翻炒至大多数爆成白花时，取出晾凉，筛去碎屑

五灵脂

Wǔ líng zhǐ
Faeces Togopteri

活血止痛、化瘀止血

归肝经

味咸、甘，性温

五灵脂始载于《开宝本草》，其炮制首见于宋代《太平圣惠方》。《中国药典》（2015 年版）收载五灵脂、醋五灵脂和酒五灵脂三种品种。

为鼯鼠科动物复齿鼯鼠 *Trogopterus xanthipes* Milne–Edwards 的干燥粪便。全年均可采收，除去杂质，干燥。

五灵脂
气腥臭，质疏松或有黏性

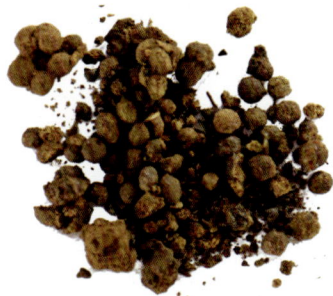

为长椭圆形颗粒或不规则块状，表面黑棕色、红棕色或灰棕色，凹凸不平，微有油润性光泽。

炮制作用：生品因具有腥臭味，不利于内服，多外用于治疗虫蛇咬伤。

醋五灵脂
微具醋气，质干硬

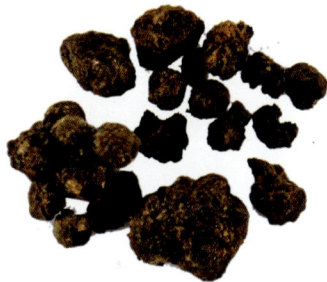

外表黑褐色。

炮制作用：醋炙后能引药入肝，增强散瘀止痛的作用，并可矫臭矫味，便于内服，用于治疗胃脘疼痛、产后恶露不快、吐血、妇女月经过多。

各论

039

酒五灵脂

微具酒气

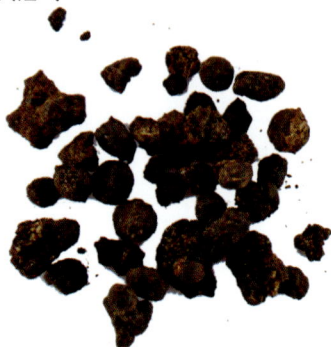

外表黄黑色。

　炮制作用：酒炙后能增强活血止痛的作用，并可矫臭矫味，用于治疗经闭腹痛和产后瘀阻腹痛。

炮制方法

序号	炮制品	炮制方法
1	五灵脂	取原药材，除去杂质及灰屑；灵脂块，捣碎
2	醋五灵脂	净五灵脂置炒制器具内，文火加热，炒至有腥臭气逸出，表面颜色加深时，趁热均匀喷淋定量醋，炒至微干、有光泽时，取出晾凉。每100kg 净五灵脂用米醋 10kg
3	酒五灵脂	按醋五灵脂炮制方法炒至有腥臭气逸出，色泽加深时，趁热均匀喷淋定量黄酒，炒至近干。每100kg 净五灵脂用黄酒 15kg

Wǔ wèi zǐ
Schisandrae Chinensis Fruc-tus

五味子

味酸、甘，性温

归肺、心、肾经

收敛固涩、益气生津、补肾宁心

五味子始载于《神农本草经》，其炮制首见于汉代《金匮玉函经》。《中国药典》（2015年版）载有五味子和醋五味子两种炮制品。

为木兰科植物五味子 *Schisandra chinensis* (Turcz.) Baill. 的干燥成熟果实，习称"北五味子"。秋季果实成熟时采摘，晒干或蒸后晒干，除去果梗及杂质。

五味子

果肉味酸，柔软；种子破碎后香气味辛、微苦；种皮薄而脆

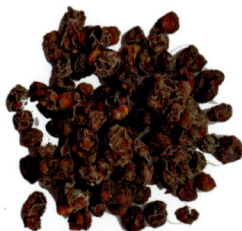

呈不规则球形或扁球形。表面红色、紫红色或暗红色，皱缩，显油性；有的表面呈黑红色或出现"白霜"。种子1～2粒，肾形，表面棕黄色，有光泽。

炮制作用：生品长于敛肺止咳、生津敛汗，用于治疗咳喘、体虚多汗、津伤口渴等。

醋五味子

有醋香气

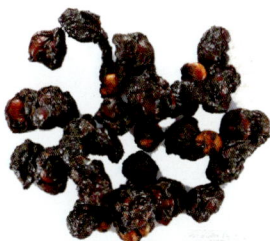

形如五味子，表面乌黑色，油润，稍有光泽。

炮制作用：醋炙后可增强其酸涩收敛的作用，涩精止泻作用更强，多用于治疗遗精滑泄、久泻不止等。

炮制方法

序号	炮制品	炮制方法
1	五味子	取原药材，除去果梗及杂质，用时捣碎
2	醋五味子	取净五味子，置适宜的容器内，用定量醋拌匀，稍闷，蒸至醋被吸尽、表面呈紫黑色时，取出干燥。每100kg净五味子用米醋20kg

041

Chē qián zǐ
Plantaginis Semen

车前子

味甘，性微寒。

归肝、肾、肺、小肠经

清热利尿、渗湿通淋、明目、祛痰

车前子始载于《神农本草经》，其炮制首见于宋代《圣济总录》。《中国药典》（2015年版）载有车前子和盐车前子两种炮制品。

为车前科植物车前 *Plantago asiatica* L. 或平车前 *Plantago depressa* Willd. 的干燥成熟种子。夏、秋二季种子成熟时采收果穗，晒干，搓出种子，除去杂质。

车前子
气微，味淡，质硬

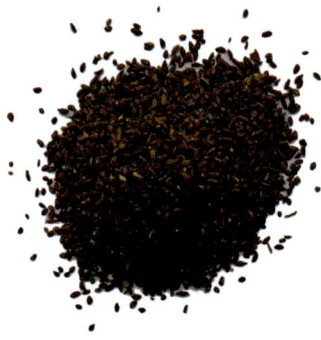

呈椭圆形、不规则长圆形或三角状长圆形，略扁，长约2mm，宽约1mm。表面黄棕色至黑褐色，有细皱纹，一面有灰白色凹点状种脐。

炮制作用：生品长于利水通淋、清肺化痰、清肝明目，用于治疗水肿、淋证、暑湿泄泻、痰热咳嗽。

盐车前子
微有咸味

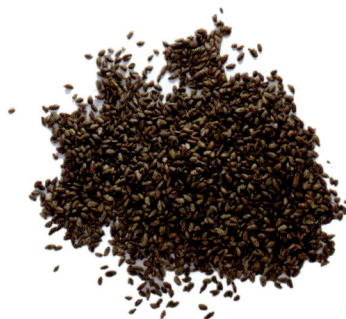

形如车前子，表面黑褐色。炒车前子形如车前子，表面黑褐色或黄棕色，有香气。

炮制作用：盐制后泄热作用较强，利尿而不伤阴，能益肝明目，常用于治疗目暗昏花、视力减退等。

中药传统炮制图鉴

042

炒车前子

略有焦香气

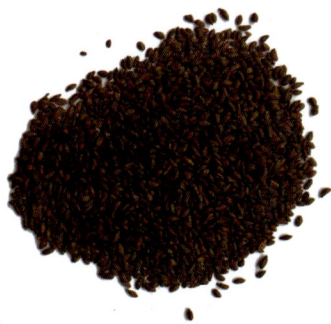

略鼓起，色泽加深。

炮制作用：炒后寒性稍减，并能提高煎出率，作用与生品相似。长于渗湿止泻，多用于治疗湿浊泄泻、小便短少。

炮制方法

序号	炮制品	炮制方法
1	车前子	取原药材，除去杂质，筛去灰屑
2	盐车前子	取净车前子，置炒制器具内，文火加热，炒至略有爆裂声时，均匀喷淋盐水炒干，取出晾凉，筛去碎屑。每100kg 净车前子用食盐 2kg
3	炒车前子	取净车前子，置炒制器具内，用文火加热，炒至略有爆裂声，并有香气逸出时，取出晾凉，筛去碎屑

Shuǐ hóng huā zǐ
Polygoni Orientalis Fructus

水红花子

散瘀消癥、消积止痛、健脾利湿、化痰清热

归肝、胃经

味咸，性微寒

水红花子始载于《名医别录》，《中国药典》（2015年版）载有千金子和千金子霜两种炮制品。

为蓼科植物红蓼 *Polygonum orientale* L. 的干燥成熟果实。秋季果实成熟时割取果穗，晒干，打下果实，除去杂质。

水红花子
气微，味淡，质硬

呈扁圆形，表面棕黑色，有的为红棕色，有光泽，两面微凹，中部略有纵向隆起，顶端有突起的柱基，基部有浅棕色略突起的果梗痕，有的有膜质花被残留。

炮制作用：生品力较猛，长于消瘀破癥、化痰散结，用于治疗症瘕痞块、瘿瘤肿痛。

炒水红花子
具香气，质疏松

大部分爆裂成白花。

炮制作用：药性缓和，消食止痛和健脾利湿作用较好，用于治疗食积不消、胃脘胀痛、水肿腹水。

炮制方法

序号	炮制品	炮制方法
1	水红花子	取原药材，除去杂质及灰屑，用时捣碎
2	炒水红花子	取净水红花子，置炒制容器内，用中火加热，迅速拌炒至爆花，取出晾凉

Shuǐ zhì
Hirudo

水蛭

味咸、苦平，性平，有小毒

破血通经、逐瘀消癥

归肝经

水蛭始载于《神农本草经》，其炮制首见于汉代的《金匮玉函经》。《中国药典》（2015年版）载有水蛭和烫水蛭两种炮制品。

为水蛭科动物蚂蟥 *Whitmania pigra* Whitman、水蛭 *Hirudo nipponica* Whitman 或柳叶蚂蟥 *Whitmania acranulata* Whitman 的干燥全体。夏、秋二季捕捉，用沸水烫死，晒干或低温干燥。

水蛭
气微腥，质韧

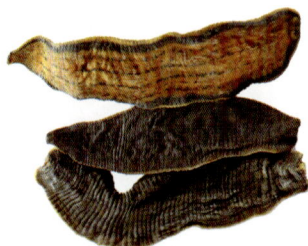

为不规则小段。扁平，有环节。背部黑褐色或黑棕色，稍隆起，腹面棕黄色，平坦。

炮制作用：生品有小毒，质地坚韧，多入煎剂，以破血逐瘀为主，用于治疗癥瘕痞块、血瘀经闭、跌仆损伤。

烫水蛭
气微腥，断面松泡

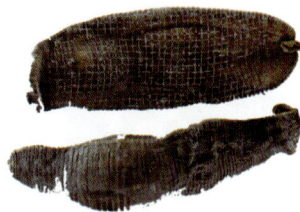

不规则扁块状或扁圆柱形，略鼓起，表面棕黄色至黑褐色，附有少量白色滑石粉，灰白色至焦黄色。

炮制作用：水蛭经滑石粉炒后能降低毒性，质地酥脆，利于粉碎，多入丸散剂，用于治疗内损瘀血、跌仆损伤、心腹疼痛。并矫正不良气味和杀死虫卵，便于服用和贮藏。

炮制方法

序号	炮制品	炮制方法
1	水蛭	取原药材，洗净，切段，干燥
2	烫水蛭	取滑石粉适量，置炒制器具内，用中火加热，炒至灵活状态时，投入净水蛭，翻炒至微鼓起、呈棕黄色至黑褐色时，取出，筛去滑石粉，晾凉

Niú bàng zǐ
Arctii Fructus

牛蒡子

味辛、苦，性寒

归肺、胃经

疏散风热、宣肺透疹、解毒利咽

牛蒡子始载于《本草经集注》，其炮制首见于南北朝《雷公炮炙论》。《中国药典》（2015 年版）载有牛蒡子和炒牛蒡子两种炮制品。

为菊科植物牛蒡 *Arctium lappa* L. 的干燥成熟果实。秋季果实成熟时采收果序，晒干，打下果实，除去杂质，再晒干。

牛蒡子

气微，味苦后微辛而稍麻舌；果皮较硬

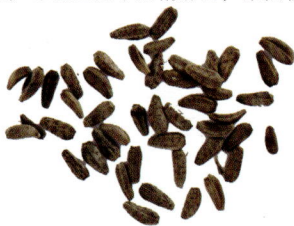

呈长倒卵形，略扁，微弯曲，长5～7mm，宽2～3mm。表面灰褐色，带紫黑色斑点，有数条纵棱，通常中间1～2条较明显。顶端钝圆，稍宽，顶面有圆环，中间具点状花柱残迹；基部略窄，着生面色较淡。子叶2，淡黄白色，富油性。

炮制作用：生品长于疏散风热、解毒散结，用于治疗风热感冒、痄腮肿痛、痈肿疮毒等。

炒牛蒡子

微有香气

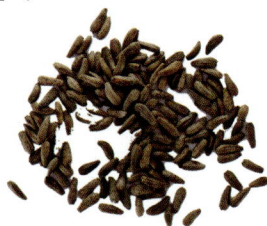

色泽加深，略鼓起。

炮制作用：炒后能缓和寒滑之性，以免伤中，并易于捣碎和煎出有效成分，同时产生香气，宣散作用更强。长于解毒透疹、利咽散结、化痰止咳，用于治疗麻疹不透、咽喉肿痛、咳嗽气喘等。

炮制方法

序号	炮制品	炮制方法
1	牛蒡子	取原药材，除去杂质，洗净，干燥，用时捣碎
2	炒牛蒡子	取净牛蒡子，置已预热的炒制器具中，用文火炒至果实微鼓起、有爆裂声、逸出固有气味时，取出晾凉，筛去碎屑，用时捣碎

Dān shēn
Salviae Miltior-
rhizae Radix et
Rhizoma

丹参

味苦，性微寒

归心、肝经

活血祛瘀、通经止痛、清心除烦、凉血消痈

丹参始载于《神农本草经》，其炮制首见于梁代《本草经集注》。《中国药典》（2015年版）载有丹参、酒丹参两种炮制品。

为唇形科植物丹参 Salvia miltiorrhiza Bge. 的干燥根及根茎。深秋、初春两季采挖，除去茎叶，洗净泥土，干燥。

丹参
气微，味微苦涩

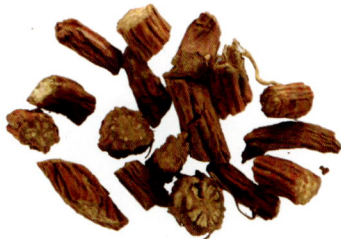

酒丹参
略具酒香气

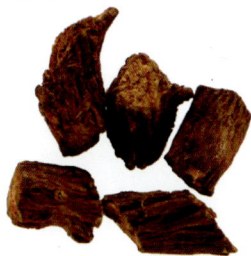

为类圆形的厚片，片面红黄色或黄棕色，见有散在黄白色筋脉点，呈放射状排列，中心略黄，周边外表暗红棕色。

炮制作用：丹参多生用。生品祛瘀止痛、清心除烦力强，并能通行血脉，善调妇女经脉不匀，因其性偏寒凉，故多用于治疗血热瘀滞所致的疮痈、产后瘀滞疼痛、经闭腹痛、心腹疼痛及肢体疼痛等。

表面黄褐色。

炮制作用：酒炙后，缓和寒凉之性，增强活血祛瘀、调经之功，并能通行血脉，善调妇女经脉不匀，多用于治疗月经不调、血滞经闭、恶露不下、心胸疼痛、癥瘕积聚等。

炮制方法

序号	炮制品	炮制方法
1	丹参	取原药材，除去杂质及残茎，洗净，润透，切厚片，干燥，筛去碎屑
2	酒丹参	取丹参片，加入定量黄酒拌匀，稍闷润，待酒被吸尽后，置炒制器内，用文火加热，炒干，取出晾凉，筛去碎屑。丹参片每100kg用黄酒10kg

047

Wū méi
Mume Fructus

乌梅

味酸、涩，性平

归肝、脾、肺、大肠经

敛肺、涩肠、生津、安蛔

乌梅始载于《神农本草经》，其炮制首见于汉代《金匮玉函经》。《中国药典》（2015年版）载有乌梅、乌梅肉和乌梅炭三种炮制品。

为蔷薇科植物梅 Prunus mume（Sieb.）Sieb.et Zucc. 的干燥近成熟果实。夏季果实近成熟时采收，低温烘干后闷至色变黑。

乌梅
味极酸

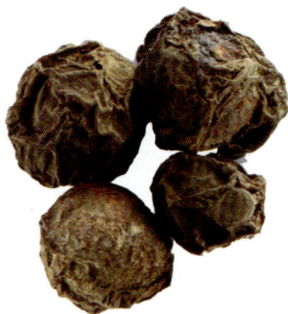

呈类球形或扁球形，直径1.5～3cm。表面乌黑色或棕黑色，皱缩不平，基部有圆形果梗痕。果核坚硬，椭圆形，棕黄色，表面有凹点。种子扁卵形，淡黄色。

炮制作用：生品长于生津止渴，敛肺止咳，安蛔，多用于治疗虚热消渴、肺虚久咳、蛔厥腹痛等。

乌梅肉
质柔软

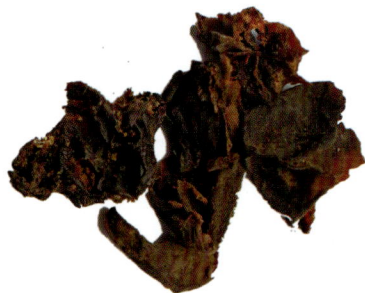

不规则的扁卵形块状，表面乌黑色或棕黑色。

炮制作用：作用与乌梅相同，因去核用肉，作用较乌梅为强。

乌梅炭
味微酸兼有苦味

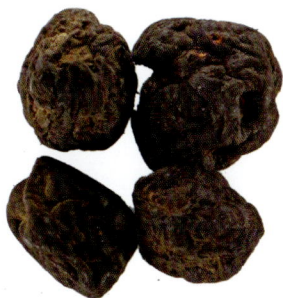

醋乌梅
质较柔润，略具醋味

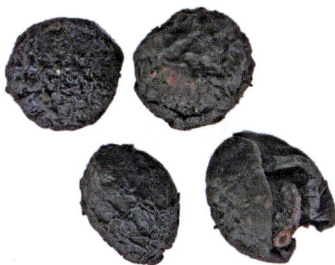

　　形如乌梅，表面焦黑色，皮肉鼓起发泡。

　　炮制作用：长于涩肠止泻、止血，用于治疗久泻久痢、便血、崩漏下血等。

　　形如乌梅或乌梅肉。

　　炮制作用：作用与乌梅肉相似，其收敛固涩作用较乌梅肉强，尤其适于治疗肺气耗散之久咳不止和蛔厥腹痛。

炮制方法

序号	炮制品	炮制方法
1	乌梅	取原药材，除去杂质，洗净，干燥
2	乌梅肉	取净乌梅，用水润软或蒸软，去核，取肉，干燥
3	乌梅炭	取净乌梅，置已预热的炒制器具中，武火加热，炒至皮肉鼓起、表面呈焦黑色。有火星时及时喷淋适量饮用水，熄灭火星，略炒，取出晾凉，筛去碎屑
4	醋乌梅	取净乌梅或乌梅肉，加入定量醋拌匀，闷润至醋被吸尽，置适宜容器内，密闭，隔水加热 2～4 小时，取出干燥。每 100kg 净乌梅或乌梅肉用醋 10kg

Liù shén qǔ
Maticated Leav-
en

六神曲

味甘、辛，性温

消食健胃
归脾、胃经

六神曲始载于《药性论》。《中国药典》（2015 年版）附录 Ⅲ 收载六神曲（炒）。现常用的主要是六神曲、炒六神曲、焦六神曲三种炮制品。

为苦杏仁、赤小豆、鲜青蒿等药加入面粉或麸皮混合后经发酵而成的曲剂。

六神曲

微有香气，质脆易断

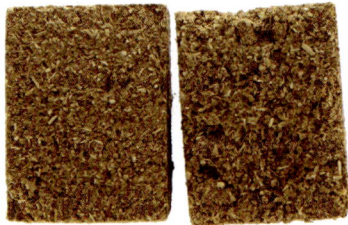

呈立方形小块状。表面灰黄色，粗糙。

炮制作用：生用健脾开胃，并有发散作用，常用于治疗感冒食滞。

炒神曲

有麸香气，质坚脆

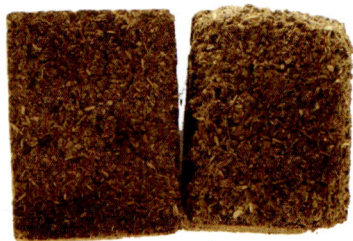

表面黄色，偶有焦斑。

炮制作用：炒后产生甘香之气，以醒脾和胃为主，用于治疗食积不化、脘腹胀满、不思饮食、肠鸣泄泻等。

焦神曲

有焦香气

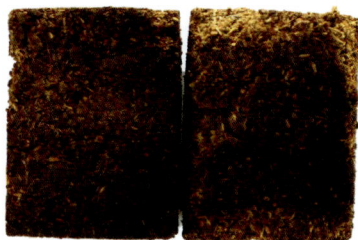

表面焦黄色，内部微黄色。

炮制作用：炒焦后消食化积力强，以治食积泄泻为主。

炮制方法

序号	炮制品	炮制方法
1	六神曲	取面粉100kg，苦杏仁、赤小豆各4kg，鲜青蒿、鲜苍耳草、鲜辣蓼各7kg。将苦杏仁和赤小豆碾成粉末(或将苦杏仁碾成泥状，赤小豆煮烂)，与面粉混匀，再将鲜青蒿、鲜苍耳草、鲜辣蓼等药料用适量水煎汤(占原料量的25%～30%)，将汤液陆续加入面粉中，揉搓成粗颗粒状，以手握成团，掷之即散为度，置于木制模型中压成扁平方块(33cm×20cm×66cm)，再用粗纸(或鲜苘麻叶)包严，放置于木箱或席篓内，每块间要留有空隙，按品字形堆放，上面用鲜青蒿或厚棉被等物覆盖保温。一般室温在30～37℃，经4～6天发酵，待表面全部生出黄白色霉衣时取出，除去纸或苘麻叶，切成小方块，干燥
2	炒神曲	将麦麸均匀撒入温度适宜的热锅内，用中火加热，待起烟时，投入净神曲块，炒至深黄色时，取出，筛去焦麦麸，放凉。或用清炒法，文火炒至深黄色时，取出，放凉。每100kg神曲用麸皮10～15kg
3	焦神曲	取净神曲块，置于温度适宜的热锅内，用文火炒至表面焦黄色，有焦香气逸出时，取出，放凉

| Huǒ má rén
Cannabis Fructus

火麻仁 | 味甘，性平 | 润肠通便
归脾、胃、大肠经 | 火麻仁始载于《神农本草经》，其炮制首见于唐代《备急千金要方》。《中国药典》（2015 年版）载有火麻仁和炒火麻仁两种炮制品。
为桑科植物大麻 *Cannabis sativa* L. 的干燥成熟果实。秋季果实成熟时采收，除去杂质，晒干。 |

火麻仁
果皮薄而脆，易破碎

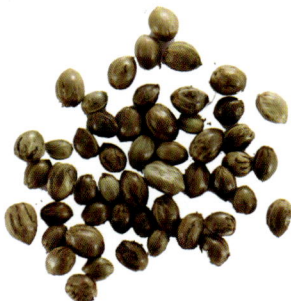

炒火麻仁
微具香气，味淡

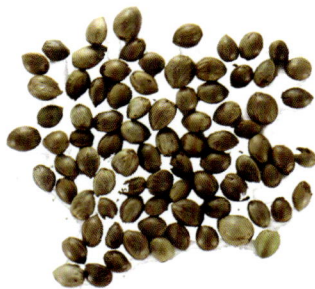

呈卵圆形，表面灰绿色或灰黄色，有微细的白色或棕色网纹，两边有棱，顶端略尖。

炮制作用：生品润肠通便作用强，用于治疗血虚津亏之肠燥便秘。

表面淡黄色。

炮制作用：炒后能提高煎出效果，能增强润肠燥、滋阴血的作用。

炮制方法

序号	炮制品	炮制方法
1	火麻仁	取原药材，除去杂质及果皮
2	炒火麻仁	取净火麻仁，置已预热的炒制器具中，用文火加热炒至表面呈微黄色，并逸出固有气味时取出，筛去碎屑

Gān cǎo
Glycyrrhizae
Radix et Rhizoma

甘草

味甘，性平

归心、肺、脾、胃经

补脾益气、清热解毒、祛痰止咳、缓急止痛、调和诸药

甘草始载于《神农本草经》，其炮制首见于汉代《金匮玉函经》。《中国药典》（2015年版）载有甘草片一种炮制品。

为豆科植物甘草 *Glycyrrhiza uralensis* Fisch.、胀果甘草 *Glycyrrhiza inflata* Bat. 或光果甘草 *Glycyrrhiza glabra* L. 的干燥根及根茎。春、秋二季采挖，除去须根，晒干。

甘草
味甜而特殊

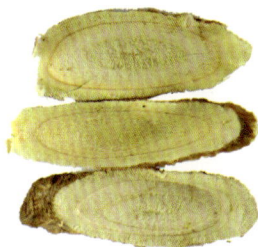

为类圆形或椭圆形的厚片，切面黄白色，具粉性，形成层环明显，射线放射状，周边红棕色或灰棕色。

炮制作用：生品长于清热解毒、祛痰止咳，用于治疗咽喉肿痛、肺热咳嗽、痈肿疮毒、药物中毒、食物中毒等。

炙甘草
具焦香气，味甜，略有黏性

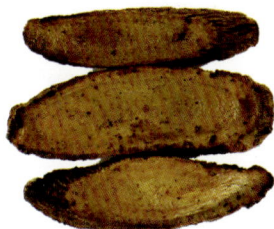

外表皮红棕色或灰棕色，微有光泽。切面黄色至深黄色，形成层环明显，射线放射状。

炮制作用：长于补脾和胃、益气复脉，用于治疗脾胃虚弱、倦怠乏力、心动悸、脉结代。

炮制方法

序号	炮制品	炮制方法
1	甘草	取原药材，除去杂质，粗细分档，洗净，润透，切厚片，干燥，筛去碎屑
2	炙甘草	取净甘草片，将定量炼蜜加适量开水稀释，淋入甘草片中拌匀，闷润，至蜜汁被吸尽，置炒制器具内，文火加热，炒至黄色至深黄色、不粘手时取出晾凉，筛去碎屑。每100kg净甘草片用炼蜜25kg

053

Gān suí
Kansui Radix

甘遂

泻水逐饮

归肺、肾、大肠经

味苦,性寒,有毒

甘遂始载于《神农本草经》,其炮制首见于南北朝《雷公炮炙论》。《中国药典》（2015年版）载有生甘遂和醋甘遂两种炮制品。

为大戟科植物甘遂 *Euphorbia kansui* T. N. Liou ex T. P. Wang 的干燥块根。春季开花前或秋末茎叶枯萎后采挖,撞去外皮,晒干。

生甘遂
气微,味微甘而辣

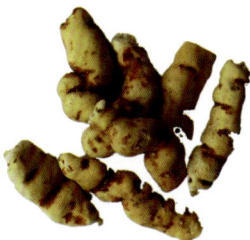

呈椭圆形、长圆柱形或连珠形,长1～5cm,直径0.5～2.5cm。表面类白色或黄白色,凹陷处有棕色外皮残留。质脆,易折断,断面粉性,白色,木部微显放射状纹理;长圆柱状者纤维性较强。

炮制作用:生甘遂药力峻烈,临床多入丸、散剂用,主要用于治疗痈疽疮毒、胸腹积水、二便不通。

醋甘遂
微有醋香气,味微酸而辣

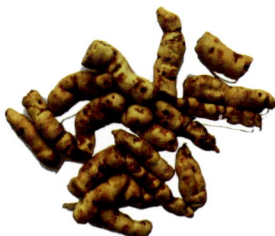

表面黄色至棕黄色,有的可见焦斑。

炮制作用:炙后降低毒性,缓和泻下作用,用于治疗腹水胀满、痰饮积聚、气逆喘咳、风痰癫痫等。

炮制方法

序号	炮制品	炮制方法
1	生甘遂	取原药材,除去杂质、洗净、晒干、大小分档
2	醋甘遂	取净甘遂,加入定量醋拌匀,闷润至醋被吸尽后,置炒制器具内,文火加热,炒至微干,取出晾凉,用时捣碎。每100kg净甘遂用米醋30kg

ài yè
Artemisiae
Argyi Folium

艾叶

温经止血，散寒止痛，外用祛湿止痒，归肝、脾、肾经

味辛、苦，温，有小毒

艾叶唐代有熬(《千金翼》)、炙(《外台》)、烧灰(《千金》)等法。《中国药典》(2015 年版)载有艾叶、醋艾叶炭两种炮制品。

为菊科植物艾 *Artemisia argyi* Levl.et Vant. 的干燥叶。夏季花未开时采摘，除去杂质，晒干。

艾叶
气清香，味苦；质柔软

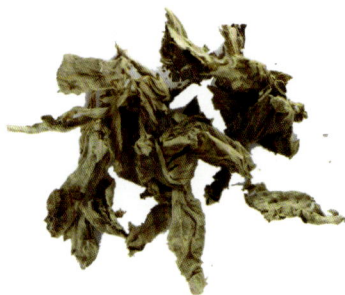

多皱缩、破碎；完整叶片呈卵状椭圆形，羽状深裂，裂片椭圆状披针形，边缘有不规则的粗锯齿；上表面灰绿色或深黄绿色，有稀疏的柔毛及白色腺点，下表面密生灰白色绒毛。

炮制作用：生品芳香，可以入血，辛热可以解寒，擅于理气血、散风寒湿邪，多用于治疗少腹冷痛、经寒不调、皮肤湿疹瘙痒。

醋艾叶
清香气淡，略有醋气

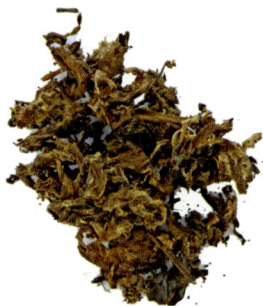

形如艾叶。

炮制作用：温而不燥，并能增强逐寒止痛作用，多用于治疗虚寒之证。

艾叶炭
味苦，略带姜的辛辣味

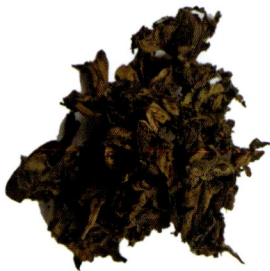

醋艾叶炭
略有醋气

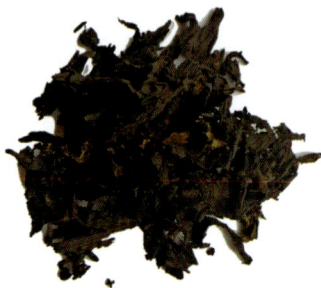

为焦黑色，多卷曲，破碎。

炮制作用：辛散之性大减，温经止血力强，多用于治疗虚寒性出血病证。

形如艾叶炭。

炮制作用：辛散之性大减，温经止血力强，多用于治疗虚寒性出血病证。

炮制方法

序号	炮制品	炮制方法
1	艾叶	取原药材，除去杂质及梗，筛去灰屑
2	醋艾叶	取净艾叶，加米醋拌匀，闷润至透，置锅内，用文火加热，炒干，取出，及时摊晾，凉透。艾叶每100kg用米醋15kg
3	艾叶炭	取净艾叶，置炒置容器内，用中火加热，炒至表面焦黑色，喷淋清水少许，灭尽火星，炒微干，取出摊开晾干
4	醋艾叶炭	取净艾叶，用中火炒至表面焦黑色，喷淋米醋，灭尽火星，炒干，取出，及时摊晾，凉透。艾叶每100kg用米醋15kg

Lóng gǔ Os Draconis 龙骨	镇惊安神，平肝潜阳，收敛固涩 归心、肝、肾经 味甘、涩，性微寒	龙骨始载于《神农本草经》，《中国药典》（2015年版）未收载此品。 为古代哺乳动物三趾马、犀类、鹿类、牛类、象类、羚羊等的骨骼化石或象类门齿的化石。前者习称"龙骨"，后者习称"五花龙骨"。挖出后，除去泥土及杂质。

龙骨
吸湿力强

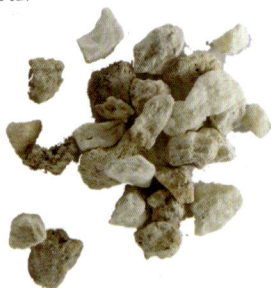

煅龙骨
味甘、涩，性平

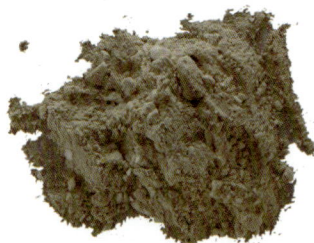

为不规则碎块状，表面类白色、灰白色或浅黄色，有的附有细黄末，较光滑，质较酥轻，易打碎，断面骨腔部分疏松，有土腥气。五花龙骨为不规则块状，表面有瓷釉状光泽，黄白色与白色相间花纹，可见层状结构，体较轻，手掰开，断面显粉性。

炮制作用：生品长于平肝潜阳、镇惊安神，多用于治疗心悸失眠、惊痫癫狂、头目眩晕等。

颜色变暗，呈灰白色或灰褐色，质轻，酥脆易碎，表面显粉性，吸湿力强。

炮制作用：制后长于收敛固涩、生肌敛疮，多用于治疗盗汗、自汗、遗精、崩漏、白带、久泻久痢、疮口不敛等。

炮制方法

序号	炮制品	炮制方法
1	龙骨	取原药材，除去杂质及灰骨，刷净泥土，捣碎
2	煅龙骨	取净龙骨，置于适宜的耐火容器内，用武火煅至红透，取出，放凉，碾碎

Bái zhú
Atractylodis
Macrocephalae
Rhizoma

白术

健脾益气，燥湿利水，止汗，安胎

归脾、胃经

味苦、甘，性温

白术始载于《神农本草经》，其炮制首见于唐代《千金翼方》。《中国药典》（2015年版）载有白术和麸炒白术两种炮制品。

为菊科植物白术 *Atractylodes macrocephala* Koidz. 的干燥根茎。冬季下部叶枯黄、上部叶变脆时采挖，除去泥沙，烘干或晒干，再除去须根。

白术

气清香，味甘、微辛，嚼之略带粘性

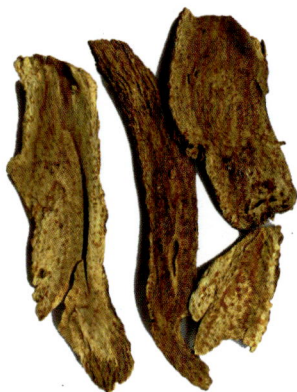

为不规则的厚片，外表皮灰黄色或灰棕色。切面黄白色至淡棕色，散生棕黄色的点状油室，木部具放射状纹理。

炮制作用：生品以健脾燥湿、利水消肿力盛，用于治疗脾虚食少、腹胀泄泻、痰饮眩悸、水肿、自汗、胎动不安。

麸炒白术

略有焦香气

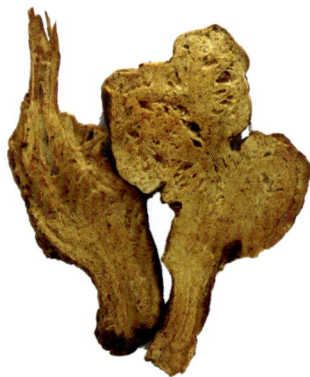

表面黄棕色，偶见焦斑。

炮制作用：麸炒后以健脾益气力盛，增强健脾作用，并能缓和燥性，用于治疗脾胃不和，运化失常所致的食少胀满、倦怠乏力、表虚自汗、胎动不安。

土炒白术
有土香气

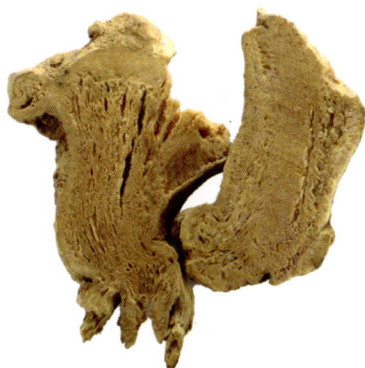

表面土色，挂有均匀的土粉，断面色泽加深。

炮制作用：土炒后以健脾止泻力盛，多用于治疗脾虚食少、泄泻便溏。

炮制方法

序号	炮制品	炮制方法
1	白术	取原药材，除去杂质，洗净，润透，切厚片，干燥，筛去碎屑
2	麸炒白术	预热炒制器具，均匀撒入定量的蜜炙麸皮，中火加热，即刻烟起，随即投入净白术片，迅速拌炒至黄棕色、逸出焦香气，取出，筛去蜜炙麸皮，晾凉。每100kg白术片用蜜炙麸皮10kg
3	土炒白术	先将土粉置炒制器具内，用中火加热，炒至土呈灵活状态时，投入净白术片，翻炒至表面均匀挂上土粉时取出，筛去土，晾凉。每100kg净白术片用灶心土20kg

Bái sháo
Paeoniae Radix Alba

白芍

养血调经，敛阴止汗，柔肝止痛，平抑肝阳

归肝、脾经

味苦、酸，性微寒

白芍始载于《神农本草经》，其炮制首见于汉代《伤寒论》。《中国药典》(2015 年版) 载有白芍、酒白芍两种炮制品。

为毛茛科植物芍药 *Paeonia lactiflora* Pall. 的干燥根。夏、秋二季采挖，洗净，除去头尾及细根，置沸水中煮后除去外皮或去皮后再煮，晒干。

白芍
气微，味微苦、酸

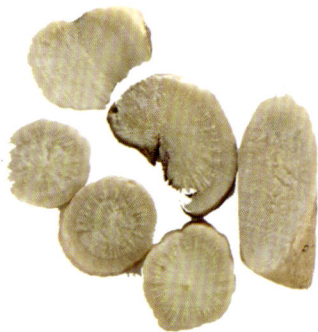

为类圆形的薄片。表面淡棕红色或类白色，平滑。切面类白色或微带棕红色，形成层环明显，可见稍隆起的筋脉纹呈放射状排列。

炮制作用：生品长于养血敛阴、平抑肝阳。用于治疗头痛眩晕、月经不调、烦躁易怒、自汗、盗汗等。

炒白芍
气微香

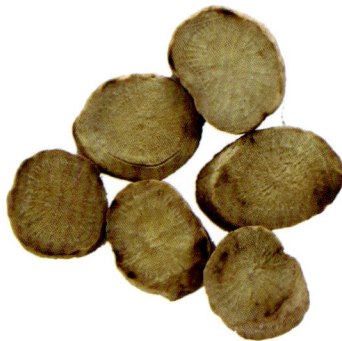

表面微黄色或淡棕黄色，有的可见焦斑。

炮制作用：白芍炒后药性缓和，以养血敛阴为主，用于治疗肝旺脾虚的肠鸣腹痛、泄泻或泻痢日久。

酒白芍

略带姜的辛辣味，味苦微有酒香气

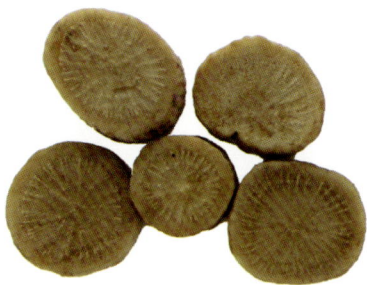

表面微黄色或淡棕黄色，有的可见焦斑。

炮制作用：白芍酒炙后能降低酸寒之性，善于和中缓急，多用于治疗胁肋疼痛、腹痛，尤其是产后腹痛。

醋白芍

微有醋气

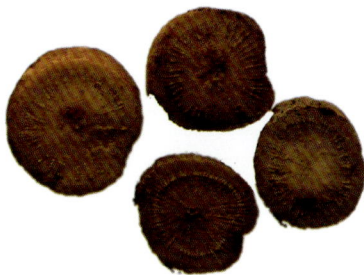

表面微黄色。

炮制作用：醋炙后入肝收敛，有敛血、止血、疏肝解郁的作用，用于治疗肝郁乳汁不通、尿血等。

土炒白芍

微有土香气

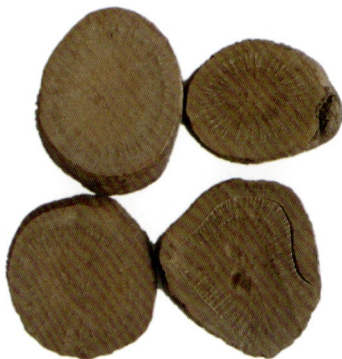

表面土黄色。

炮制作用：借土气入脾，增强柔肝和脾、止泻的作用，适用于治疗肝旺脾虚泄泻、腹痛腹泻。

炮制方法

序号	炮制品	炮制方法
1	白芍	取原药材，除去杂质，大小条分开，洗净，润透，切薄片，干燥，筛去碎屑
2	炒白芍	取净白芍片，置炒制器具内，用文火加热，炒至表面微黄色，取出晾凉，筛去碎屑
3	酒白芍	取净白芍片，加入定量黄酒拌匀，闷润，待酒被吸尽后，置炒制器具内，文火炒至微黄色，取出晾凉，筛去碎屑。每100kg净白芍片用黄酒10kg
4	醋白芍	取净白芍片，加入定量醋拌匀，闷润，待醋被吸尽后，置炒制器具内，文火炒干，取出晾凉，筛去碎屑。每100kg净白芍片用醋15kg
5	土炒白芍	取定量土粉，置炒制器具内，用中火加热，炒至土呈灵活状态时，投入白芍片，炒至表面挂土色，微显焦黄色时取出，筛去土粉，摊开晾凉。每100kg净白芍片用灶心土粉20kg

Bái máo gēn
Imperatae Rhizoma

白茅根

味甘，性寒

归肺、胃、膀胱经

凉血止血、清热利尿

白茅根始载于《神农本草经》，其炮制首见于晋代《肘后备急方》。《中国药典》（2015 年版）载有白茅根和茅根炭两种炮制品。

为禾本科植物白茅 *Imperata cylindrica* Beauv. var. *major* (Nees) C. E. Hubb. 的干燥根茎。春、秋二季采挖，洗净，晒干，除去须根及膜质叶鞘，捆成小把。

白茅根
味微甜

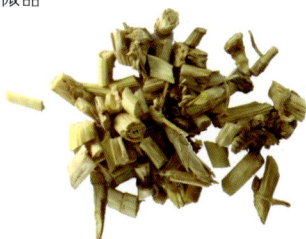

为圆柱形小段，表面黄白色或淡黄色，微有光泽，具纵皱纹，节明显，稍突起，体轻，质略脆。断面皮部白色，多有裂隙，放射状排列，中柱淡黄色，易与皮部剥离。

炮制作用：生品具有凉血止血、清热利尿的作用，用于治疗血热吐血、衄血、尿血、热病烦渴、黄疸、水肿、尿少、热淋涩痛。

茅根炭
略具焦香气，味苦

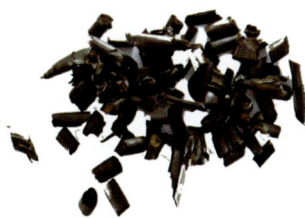

表面黑褐色至黑色，具纵皱纹，有的可见淡棕色稍隆起的节。

炮制作用：炒炭后其寒性减弱，止血作用增强，用于治疗各种出血病证。

炮制方法

序号	炮制品	炮制方法
1	白茅根	取原药材，除去杂质，洗净，微润，切段，干燥，筛去碎屑
2	茅根炭	取净白茅根段，置已预热的炒制器具中，中火加热，炒至表面焦褐色。有火星时及时喷淋适量饮用水，熄灭火星，略炒，取出晾凉，筛去碎屑

各论

063

Bái fán
Alumen

白矾

味酸、涩，性寒

归肺、脾、肝、大肠经

外用解毒杀虫、燥湿止痒，内服止血止泻、祛除风痰

白矾始载于《神农本草经》，其炮制首见于《五十二病方》。《中国药典》（2015年版）载有白矾和枯矾两种炮制品。

为硫酸盐类矿物明矾石经加工提炼而成，主含含水硫酸铝钾 [$KAl(SO_4)_2 \cdot 12H_2O$]。

白矾

味酸、微甘而极涩，质硬而脆

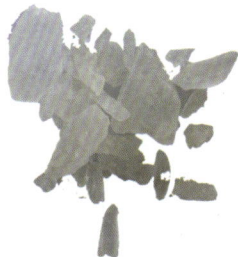

呈不规则的块状或粒状，无色或淡黄白色，透明或半透明，表面略平滑或凹凸不平，具细密纵棱，有玻璃样光泽。

炮制作用：外用解毒杀虫、燥湿止痒，用于治疗湿疹、疥癣、脱肛、痔疮、聤耳流脓；内服止血止泻、祛除风痰，内服用于治疗久泻不止、便血、崩漏、癫痫发狂。

枯矾

味酸涩，体轻，质松脆，有颗粒感

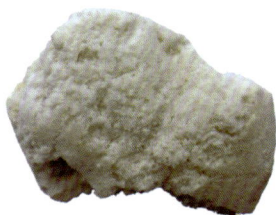

白色不透明的蜂窝状或海绵状固体块状物或细粉，手捻易碎。

炮制作用：煅后可降低酸寒之性，减弱了涌吐作用，增强了收湿敛疮、止血化腐作用，用于治疗湿疹湿疮、脱肛、痔疮、聤耳流脓、阴痒带下、鼻衄齿衄、鼻息肉。

炮制方法

序号	炮制品	炮制方法
1	白矾	取原药材，除去杂质，用时捣碎
2	枯矾	取净白矾，砸成小块，置煅锅内，用武火加热至熔化，继续煅至松脆，呈白色蜂窝状固体，停火，晾凉后取出，研成细粉

白果

Bái guǒ
Ginkgo Semen

味甘、苦、涩，性平，有毒

归肺经

敛肺定喘、止带浊、缩小便

白果始载于《绍兴本草》，其炮制首见于明代《滇南本草》。《中国药典》（2015年版）载有白果仁和炒白果仁两种炮制品。

为银杏科植物银杏 *Ginkgo biloba* L. 的干燥成熟种子。秋季种子成熟时采收，除去肉质外种皮，洗净，稍蒸或略煮后，烘干。

白果仁
味甘、微苦，胶质样

宽卵球形或椭圆形，一端淡棕色，另一端金黄色。横断面外层黄色，内层淡黄色或淡绿色，粉性，中间有空隙。

炮制作用：生品能降浊痰、消毒杀虫，用于治疗癣疮、酒齄鼻、蛀牙等。

因白果有毒，内服量宜小。

炒白果仁
具香气

表面深黄色，略带焦斑。

炮制作用：炒后能降低毒性，增强敛涩作用，具有平喘、止带、缩尿的作用，用于治疗喘咳、久嗽、肾虚尿频等。

炮制方法

序号	炮制品	炮制方法
1	白果仁	取白果，除去杂质及硬壳，用时捣碎
2	炒白果仁	取净白果仁，置已预热的炒制器具中，用文火炒至表面深黄色，带斑点，并逸出固有香气时，取出，用时捣碎

Dōng guā zǐ
Semen Beninca-
sae

冬瓜子

味甘，性寒

清肺化痰、消痈排脓

归肺、大肠、小肠经

冬瓜子始载于《新修本草》，其炮制首见于宋朝《本草图经》。《中国药典》（2015年版）未收载。

为胡芦科植物冬瓜 *Benincasa hispida* (Thunb.)Cogn. 的干燥成熟种子。秋季果实成熟时，取出种子，洗净，晒干。

冬瓜子
味微甜，质轻

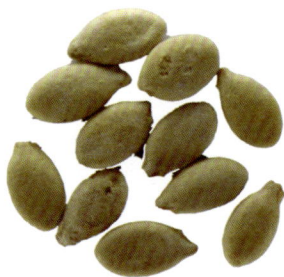

呈扁平卵圆形或长卵形，一端钝圆，另一端尖。外表黄白色。

炮制作用：多用于治疗肺热痰嗽、肺痈、肠痈初起。

炒冬瓜子
寒性缓和，气香启脾

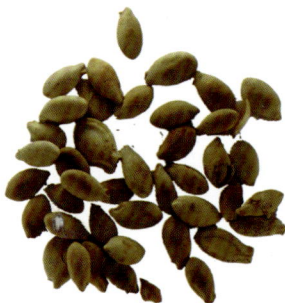

稍鼓起，外表微黄色，断面淡黄色。

炮制作用：长于渗湿化浊，多用于治疗湿热带下、白浊，常与黄柏、苍术、芡实、椿根皮等合用。

炮制方法

序号	炮制品	炮制方法
1	冬瓜子	取原药材，除去杂质，筛去灰屑，用时捣碎
2	炒冬瓜子	取净冬瓜子，置炒制容器内，用文火加热，不断翻炒至表面略呈黄色，表面略带焦斑，取出放凉，用时捣碎

Dōng chóng xià cǎo Cordyceps

冬虫夏草

补肾助阳、益精起痿、补益肺阴、止血化痰

归肺、肾经

味甘，性平

冬虫夏草始载于《新华本草纲要》，《中国药典》（2015 年版）载有冬虫夏草一种炮制品。

为麦角菌科真菌冬虫夏草菌 *Cordyceps sinensis*（BerK.）Sacc. 寄生在蝙蝠蛾科昆虫幼虫上的子座和幼虫尸体的干燥复合体。

冬虫夏草

气微腥，味微苦，质柔韧

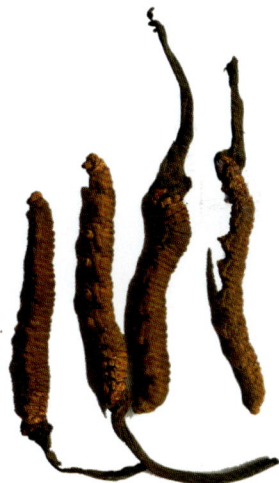

由虫体与从虫头部长出的真菌子座相连而成。虫体似蚕，长 3～5cm，直径 0.3～0.8cm，表面深黄色至黄棕色，有环纹 20～30 个，近头部的环纹较细，头部红棕色，足 8 对，中部 4 对较明显，质脆，易折断，断面略平坦，淡黄白色；子座细长圆柱形，长 4～7cm，直径约 0.3cm，表面深棕色至棕褐色，有细纵皱纹，上部稍膨大，断面类白色。

炮制作用：为治肺肾亏虚之要药，用于治疗肾虚阳痿、腰膝酸痛、肺肾两虚之久咳虚喘、肺阴不足的劳嗽痰血等。

🎋 炮制方法

序号	炮制方法
冬虫夏草	夏初子座出土、孢子未发散时挖取，晒至六七成干，除去似纤维状的附着物及杂质，晒干或低温干燥

地龙

Dì lóng
Pheretima

味咸，性寒

归肝、脾、膀胱经

清热定惊、通络、平喘、利尿

地龙始载于《神农本草经》，《中国药典》（2015 年版）载有地龙一种炮制品。

为钜蚓科动物参环毛蚓 *Pheretima aspergillum* (E.Perrier)、通俗环毛蚓 *Pheretima vulgaris* Chen、威廉环毛蚓 *Pheretima guillelmi* (Michaelsen) 或栉盲环毛蚓 *Pheretima pectinifera* Michaelsen 的干燥体。前一种习称"广地龙"，后三种习称"沪地龙"。广地龙春季至秋季捕捉，沪地龙夏季捕捉，及时剖开腹部，除去内脏及泥沙，洗净，晒干或低温干燥。

地龙
气腥，味微咸，体轻脆

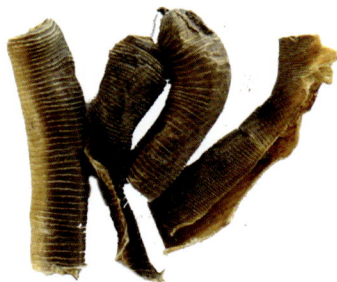

酒地龙
略有酒气

广地龙为薄片状小段，边缘略卷，具环节，背部棕褐色至紫灰色，腹部浅黄棕色，生殖环带较光亮，体轻，略呈草质，不易折断。沪地龙为不规则碎段，表面灰褐色或灰棕色，多皱缩不平，生殖环带多不明显，易折断，肉薄。

炮制作用：生品以清热定惊、平喘为主，用于治疗高热神昏、惊痫抽搐、关节痹痛、肢体麻木、半身不遂、肺热喘咳、水肿尿少。

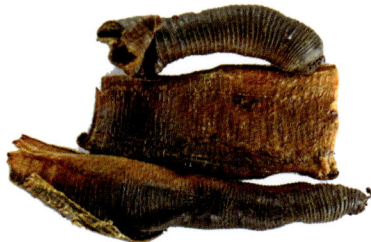

表面色泽加深，具焦斑。

炮制作用：制后质地酥脆，利于粉碎和煎出有效成分，矫味，便于服用，并增强通经活络、祛瘀止痛的作用，用于治疗偏正头痛、寒湿痹痛、跌打损伤。

炮制方法

序号	炮制品	炮制方法
1	地龙	取原药材，除去杂质，洗净，切段，干燥。沪地龙，碾碎，筛去土
2	酒地龙	取净地龙段，用定量黄酒拌匀，闷润至酒被吸尽后，置于温度适宜的热锅内，用文火炒至棕色，取出，晾凉

各论

Dì huáng
Rehamanniae
Radix

地黄

味甘、苦，性寒
归心、肝、肾经
清热生津、凉血、止血

地黄始载于《神农本草经》，其炮制首见于汉代《金匮玉函经》。《中国药典》（2015年版）载有生地黄和熟地黄两种炮制品。

为玄参科植物地黄 Rehmannia glutinosa Libosch. 的新鲜或干燥块根。秋季采挖，除去芦头、须根及泥沙，鲜用；或将地黄缓缓烘焙至约八成干。前者习称"鲜地黄"；后者习称"生地黄"。

鲜地黄
气微，味微甜、微苦，肉质

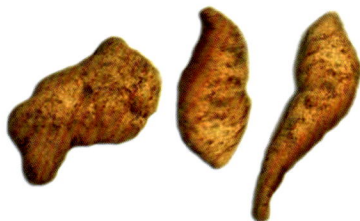

呈纺锤形或条状，长 8～24cm，直径 2～9cm，外皮薄，表面浅红黄色，具弯曲的纵皱纹、芽痕、横长皮孔样突起及不规则瘢痕，易断，断面皮部淡黄白色，可见橘红色油点，木部黄白色，导管呈放射状排列。

炮制作用：生品长于清热生津、凉血、止血，用于治疗热病伤阴、舌绛烦渴、发斑发疹、吐血、衄血、咽喉肿痛。

生地黄
气微，味微甜

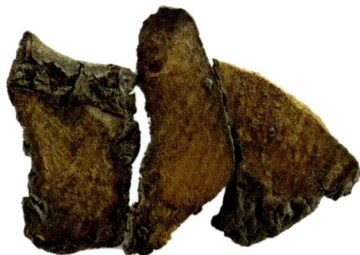

类圆形或不规则的厚片。外表皮棕黑色或棕灰色，极皱缩，具不规则的横曲纹。切面棕黑色或乌黑色，有光泽，具黏性。

炮制作用：具清热凉血、养阴生津的作用，用于治疗热病舌绛烦躁、阴虚内热、骨蒸劳热、内热消渴、吐血、衄血、发斑发疹。

熟地黄

气微，味甜质，柔软而带韧性

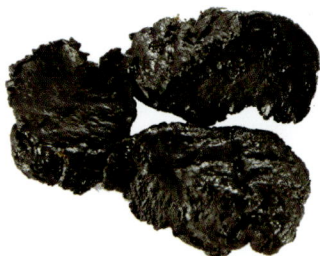

表面乌黑色，有光泽，黏性大，不易折断，断面乌黑色，有光泽。

炮制作用：蒸制成熟地黄后可使药性由寒转温，味由苦转甜，由清转补，具有滋阴补血、益精填髓的作用，用于治疗肝肾阴虚、腰膝酸软、骨蒸潮热、盗汗遗精、内热消渴、血虚萎黄、心悸怔忡、月经不调、崩漏下血、眩晕、耳鸣、须发早白。

生地炭

有焦苦味，质轻松鼓胀

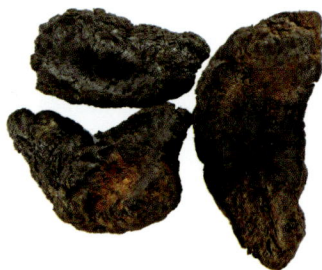

表面焦黑色，外皮焦脆，中心部呈棕黑色并有蜂窝状裂隙。

炮制作用：主入血分，以凉血止血为主，用于治疗血热引起的吐血、衄血、尿血、崩漏等各种出血病证。

熟地炭

味甜，微苦涩，质脆

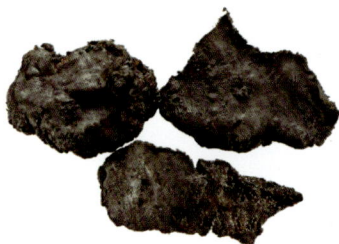

较生地炭色深，表面有光泽。

炮制作用：以补血止血为主，用于治疗崩漏或虚损性出血。

各论

炮制方法

序号	炮制品	炮制方法
1	鲜地黄	取鲜药材，洗净泥土，除去杂质，贮藏于湿砂中。用时切厚片或捣烂绞汁
2	生地黄	取干地黄，除去杂质，洗净，闷润，切厚片，干燥，筛去碎屑
3	熟地黄	①酒蒸：净生地黄，置适宜的容器内，用定量黄酒拌匀，密闭，隔水加热，蒸或炖至酒被吸尽、内外乌黑色、有光泽、味转甜时，取出，晾晒至外皮黏液稍干时，切厚片或块，干燥，筛去碎屑。每100kg净生地黄用黄酒30～50kg。②清蒸：净生地黄，置适宜的容器内，隔水蒸至内外黑色、有光泽、味甜时取出，晾晒至八成干，切厚片或块，干燥，筛去碎屑
4	生地炭	取净生地黄片，置预热好的炒制器具中，武火炒至焦黑色、发泡鼓起。有火星时及时喷洒适量饮用水，熄灭火星，炒干，取出晾凉，筛去碎屑。或用煅炭法煅制成炭
5	熟地炭	取熟地黄片，置预热好的炒制器具中，武火炒至外表焦褐色。有火星时及时喷洒适量饮用水，熄灭火星，炒干，取出晾凉，筛去碎屑。或用煅炭法煅制成炭

Xī guā shuāng
Mirabilitum
Praeparapum

西瓜霜

味咸，性寒

归肺、胃、大肠经

清热泻火、消肿止痛

西瓜霜始载于《疡医大全》，其炮制首见于清代。《中国药典》（2015年版）载有西瓜霜一种炮制品。

为葫芦科植物西瓜 *Citrullus lanatus*（Thunb.）Matsumu.et Nakai 的成熟新鲜果实与皮硝经加工制成。

西瓜霜
气微，味咸

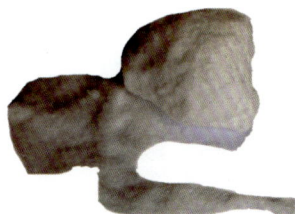

为类白色至黄白色的结晶性粉末。

炮制作用：清热泻火、消肿止痛，用于治疗咽喉肿痛、喉痹、口疮。

各论

炮制方法

序号	炮制方法
西瓜霜	用未成熟的西瓜皮与皮硝加工制成。一般于农历八月节后天气转凉、瓜不易烂之节制备较宜。将较生的西瓜切开一小口，挖出部分瓜瓤，皮硝放入，然后将瓜皮盖好，用绳吊起，以自南向北的风吹干，待皮硝往西瓜外面渗出时，刮下此霜即成。将西瓜皮切碎（约10斤）和皮硝（约5斤）拌匀，装入黄砂罐内，将瓜皮盖好，挂于阴凉通风处，待砂罐外有白霜冒出，用干净毛笔或纸片刷下白霜，装入瓶内备用

Dì yú
Radix Sangu-sorbae

地榆

味苦、酸、涩，性微寒

凉血、止血、解毒、敛疮归肝、大肠经

地榆始载于《神农本草经》，其炮制首见于唐代《外台秘要》。《中国药典》（2015年版）载有地榆和地榆炭两种炮制品。

为蔷薇科植物地榆 Sanguisorba officinalis L. 或长叶地榆 Sanguisorba officinalis L.var. longifolia (Bert.) Yü et Li 的干燥根。后者习称"绵地榆"。春季将发芽时或秋季植株枯萎后采挖，除去须根，洗净，干燥，或趁鲜切片，干燥。

地榆
气微，味微苦涩

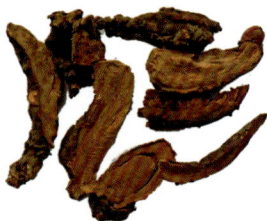

呈不规则的类圆形片或斜切片。外表皮灰褐色至深褐色。切面较平坦，粉红色、淡黄色或黄棕色，木部略呈放射状排列；或皮部有多数黄棕色绵状纤维。

炮制作用：生品以凉血解毒为主，用于治疗血痢经久不愈、水火烫伤、皮肤溃烂、湿疹、痈肿疮毒。

地榆炭
具焦香气，味微、苦、涩

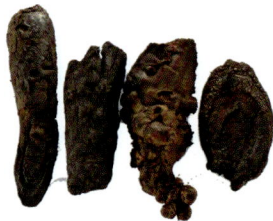

形如地榆片，表面焦黑色，内部棕褐色。

炮制作用：炒炭后，以收敛止血力盛，用于治疗便血、痔血、崩漏等各种出血病证。

炮制方法

序号	炮制品	炮制方法
1	地榆	取原药材，除去残茎及杂质，洗净，润透，切厚片，干燥，筛去碎屑
2	地榆炭	取净地榆片，置已预热的炒制器具中，武火加热，炒至表面焦黑色、内部棕褐色。有火星时及时喷淋适量饮用水，熄灭火星，略炒，取出，筛去碎屑

Bǎi hé
Lilii Bulbus

百合

养阴润肺、清心安神

归心、肺经

味甘，性寒

百合始载于《神农本草经》，其炮制首见于汉代《金匮要略》。《中国药典》（2015年版）载有百合和蜜百合两种炮制品。

为百合科植物卷丹 *Lilium lancifolium* Thunb.、百合 *Lilium brownii* F. E. Brown var. *viridulum* Baker 或细叶百合 *Lilium pumilum* DC. 的干燥肉质鳞叶。秋季采挖，洗净，剥取鳞叶，置沸水中略烫，干燥。

百合
气微，味微苦，质硬而脆

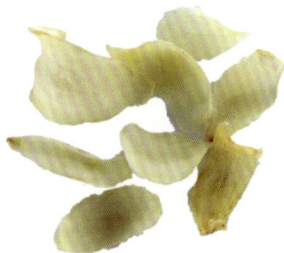

呈长椭圆形，长 2～5cm，宽 1～2cm，中部厚 1.3～4mm。表面类白色、淡棕黄色或微带紫色，有数条纵直平行的白色维管束。顶端稍尖，基部较宽，边缘薄，微波状，略向内弯曲。断面较平坦，角质样。

炮制作用：生品以清心安神力盛，用于治疗热病后余热未清、虚烦惊悸、失眠多梦、精神恍惚等。

蜜百合
味甜，稍带黏性

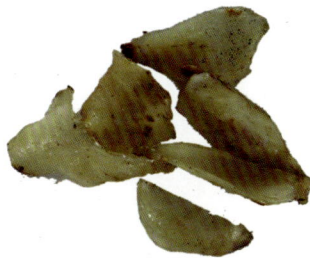

表面黄色，有焦斑。

炮制作用：蜜炙后增强其润肺止咳作用，多用于治疗肺虚久咳、肺痨咯血、肺阴亏损之虚火上炎等。

各论

炮制方法

序号	炮制品	炮制方法
1	百合	取原药材，除去杂质，筛净灰屑
2	蜜百合	取净百合，置炒制器具内，文火加热，炒至颜色加深时，加入适量开水稀释过的炼蜜，迅速翻炒均匀，并继续用文火炒至微黄色、不粘手时取出，晾凉，筛去碎屑。每100kg 净百合用炼蜜 5kg

Bǎi bù
Stemonae Radix

润肺、下气、止咳、杀虫

归肺经

味甘、苦，性微温

百部

百部始载于《名医别录》，其炮制首见于南北朝《雷公炮炙论》,《中国药典》（2015 年版）载有百部和蜜百部两种炮制品。

为百部科植物直立百部 Stemona sessilifolia (Miq.) Miq.、蔓生百部 Stemona japonica (Bl.) Miq. 或 对 叶 百 部 Stemona tuberosa Lour. 的干燥块根。春、秋二季采挖，除去须根，洗净，置沸水中略烫或蒸至无白心，取出，晒干。

百部
气微，味甘、苦，质韧软

呈不规则厚片或不规则条形斜片；表面灰白色、棕黄色，有深纵皱纹；切面灰白色、淡黄棕色或黄白色，角质样；皮部较厚，中柱扁缩。

炮制作用：生品长于止咳化痰、灭虱杀虫，用于治疗新久咳嗽、肺痨咳嗽、百日咳；外用于治疗头虱、体虱、蛲虫病、阴痒。生品有小毒，对胃有一定刺激性，内服用量不宜过大。

蜜百部
味甜，稍有黏性

形同百部片，表面棕黄色或褐棕色，略带焦斑。

炮制作用：蜜炙后可缓和对胃的刺激性，并增强润肺止咳的作用，用于治疗阴虚劳嗽。

炮制方法

序号	炮制品	炮制方法
1	百部	取原药材，除去杂质，洗净，润透，切厚片，干燥，筛去碎屑
2	蜜百部	取净百部片，将定量炼蜜加适量开水稀释，淋入百部中拌匀，闷润至蜜汁被吸尽，置炒制器具内，文火炒至不粘手时取出晾凉，筛去碎屑。每100kg 净百部片用炼蜜12.5kg

当归

dāng guī
Angelicae Sin-
ensis Radix

味甘、辛，性温

归肝、心、脾经

补血活血、调经止痛、润肠通便

当归始载于《神农本草经》，其炮制首见于南齐《刘涓子鬼遗方》。《中国药典》（2015年版）载有当归和酒当归两种炮制品。

为伞形科植物当归 Angelica sinensis（Oliv.）Diels 的干燥根。秋末采挖，除去须根及泥沙，待水分稍蒸发后，捆成小把，上棚，用烟火慢慢熏干。

当归
香气浓郁，味甘、辛、微苦

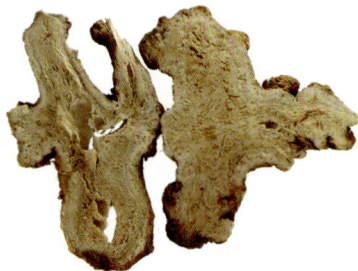

为类圆形、椭圆形或不规则薄片。外表皮黄棕色至棕褐色。切面黄白色或淡棕黄色，平坦，有裂隙，中间有浅棕色的形成层环，并有多数棕色的油点。

炮制作用：生品具有补血活血、调经止痛、润肠通便的作用，用于治疗血虚萎黄、眩晕心悸、月经不调、肠燥便秘、痈疽疮疡等。

酒当归
香气浓郁，略有酒香气

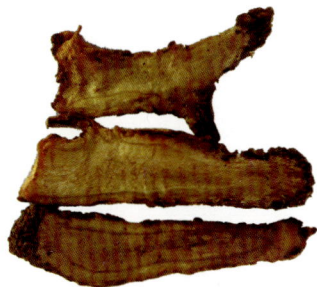

切面深黄色或浅棕黄色，略有焦斑。

炮制作用：当归酒炙后，能增强活血通经的作用，用于治疗经闭痛经、风湿痹痛、跌仆损伤等。

各论

土炒当归
具土香气

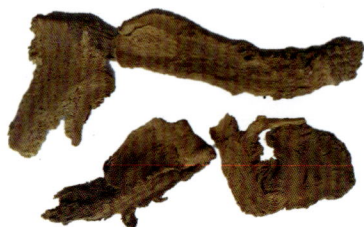

表面土黄色，挂有土粉。

炮制作用：当归土炒后既能补血又不滑肠，多用于治疗血虚便溏、腹中时痛。

当归炭
气味减弱，并带涩味

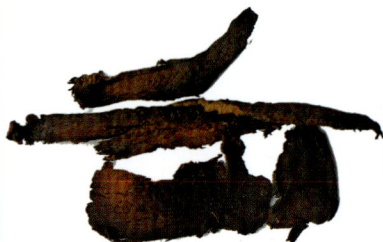

表面黑褐色，断面灰棕色，质枯脆。

炮制作用：当归炒炭后作用以止血和血为主，用于治疗崩漏、月经过多及血虚出血等。

炮制方法

序号	炮制品	炮制方法
1	当归（全当归）	取原药材，除去杂质，洗净，稍润，切薄片，晒干或低温干燥，筛去碎屑
2	酒当归	取净当归片，加入定量黄酒拌匀，在密闭的容器中闷润，待酒被吸尽后，置炒制器具内，文火加热，炒至深黄色或浅黄棕色，取出晾凉，筛去碎屑。每100kg 净当归片用黄酒 10kg
3	土炒当归	将土粉置炒制器具内，炒至灵活状态，投入净当归片，炒至当归片表面均匀挂上土粉时，取出，筛去土粉，摊开晾凉。每100kg 净当归片用灶心土粉 30kg
4	当归炭	取净当归片，置炒制器具内，用中火加热，炒至微黑色，取出，晾凉，筛去碎屑

Ròu cōng róng
Cistanches Herba

肉苁蓉

补肾阳、益精血、润肠通
归肾、大肠经
味甘、咸，性温

肉苁蓉始载于《神农本草经》，其炮制首见于汉代《中藏经》。《中国药典》（2015年版）载有肉苁蓉片和酒苁蓉两种炮制品。

为列当科植物肉苁蓉 Cistanche deserticola Y.C.Ma 或管花肉苁蓉 Cistanche tubulosa（Schrenk）Wight 的干燥带鳞叶的肉质茎，多于春季苗未出土或刚出土时采挖，除去花序，切段，晒干。

肉苁蓉片
味甜、微苦

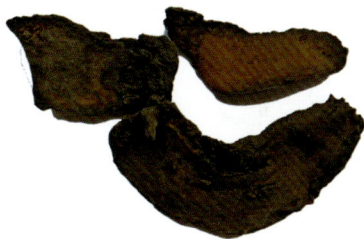

为不规则形厚片，切面黄棕色、灰棕色或棕褐色，有淡棕色或棕黄色点状维管束，排列成不规则波状环纹，或排列成条状而散列。周边棕褐色或灰棕色，有的可见肉质鳞叶。管花肉苁蓉片周边棕褐色至黑褐色，切面散生点状维管束。

炮制作用：生品以补肾止浊、滑肠通便为主，多用于治疗便秘、白浊。

酒苁蓉
味微甜，微有酒气，质柔软

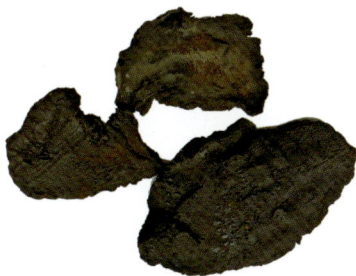

形如肉苁蓉片，表面黑棕色。

炮制作用：酒炙后可增强补肾助阳的作用，多用于治疗阳痿、腰痛、不孕。

各论

079

炮制方法

序号	炮制品	炮制方法
1	肉苁蓉片	取原药材（淡肉苁蓉），除去杂质，洗净，润透，切厚片，干燥。盐肉苁蓉先用饮用水漂净盐分，晒至七八成干，润透，切厚片，干燥，筛去碎屑
2	酒苁蓉	取净肉苁蓉片，置适宜的容器内，用定量黄酒拌匀，密闭，隔水加热，炖或蒸至酒被吸尽、表面呈黑色或灰黄色时，取出干燥，筛去碎屑。每100kg净肉苁蓉片用黄酒30kg

Ròu dòu kòu
Myristicae
Semen

肉豆蔻

味辛，性温

温中行气、涩肠止泻

归脾、胃、大肠经

肉豆蔻始载于《雷公炮炙论》，其炮制首见于南北朝《雷公炮炙论》。《中国药典》（2015年版）载有肉豆蔻和麸煨肉豆蔻两种炮制品。

为肉豆蔻科植物肉豆蔻 *Myristica fragrans* Houtt. 的干燥种仁。

肉豆蔻
气香浓烈，味辛，质坚

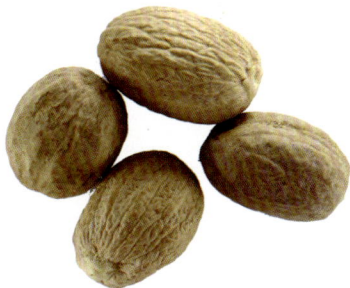

呈卵圆形或椭圆形，长2～3cm，直径1.5～2.5cm。表面灰棕色或灰黄色，有时外被白粉(石灰粉末)。全体有浅色纵行沟纹和不规则网状沟纹。断面显棕黄色相杂的大理石花纹，宽端可见干燥皱缩的胚，富油性。

炮制作用：生品辛温气香，长于暖胃消食、下气止呕。但由于生品含大量油脂，有滑肠之弊，并具刺激性，故多制用。

煨肉豆蔻
气香，味辛

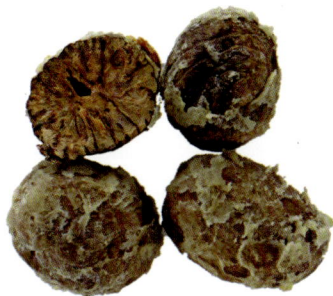

形如肉豆蔻，表面为棕褐色，有裂隙。

炮制作用：煨制后可除去部分油质，免于滑肠，减轻刺激性，增强了固肠止泻的作用，用于治疗心腹胀痛、脾胃虚寒、久泻不止、宿食不消、呕吐等。

炮制方法

序号	炮制品	炮制方法
1	肉豆蔻	取原药材，除去杂质，洗净，干燥
2	煨肉豆蔻	①麸煨肉豆蔻：净肉豆蔻，加入麸皮，麸煨温度150～160℃，约15分钟，至麸皮呈焦黄色，肉豆蔻呈棕褐色，表面有裂隙时取出，筛去麸皮，放凉，用时捣碎。每100kg净肉豆蔻用麸皮40kg。②面裹煨肉豆蔻：取面粉加适量水揉成面团，压成薄片，将净肉豆蔻逐个包裹，或将肉豆蔻表面用水湿润，如水泛丸法包裹面粉3～4层，稍晾，倒入已预热的滑石粉中，文火煨至面皮呈焦黄色并逸出香气时，取出，筛去滑石粉，晾凉，剥去面皮，用时捣碎。每100kg净肉豆蔻用面粉50kg、滑石粉50kg

Zhū shā
Cinnabaris

朱砂

味甘，微有毒
归心经
清心镇惊、安神解毒

朱砂始载于《神农本草经》，其炮制首见于南北朝《雷公炮炙论》。《中国药典》（2015 年版）载有朱砂粉一种炮制品。

为硫化物类矿物辰砂族辰砂，主含硫化汞（HgS）。采挖后，选取纯净者，用磁铁吸净含铁的杂质，再用水淘去杂石和泥沙。

朱砂粉
味淡

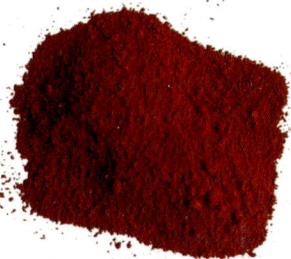

为朱红色极细粉末，体轻，以手指撮之无粒状物，以磁铁吸之，无铁末。

炮制作用：具有清心镇惊、安神解毒的作用。经水飞后使药物纯净、细腻，便于制剂及服用，还可降低毒性，用于治疗心悸易惊、失眠多梦、癫痫发作、小儿惊风、口疮、喉痹、疮疡肿毒。

各论

炮制方法

序号	炮制方法
朱砂粉	取朱砂，用磁铁吸净铁屑，置乳钵内，加少量饮用水研磨成糊状，然后加多量饮用水搅拌，待粗粉下沉，倾取上层混悬液。下沉的粗粉再按上法反复操作多次，直至手捻细腻，无亮星为止，弃去杂质。合并混悬液，静置后倾去上清液，取沉淀物，晾干或40℃以下干燥，研散

Zhú rú
Bambusae Caulis
in Taenias

竹茹

味甘，性微寒
归肺、胃经
清热化痰、除烦止呕

竹茹始载于《金匮要略》，其炮制首见于宋代《太平圣惠方》，《中国药典》（2015年版）载有竹茹和姜竹茹两种炮制品。

为禾本科植物青秆竹 Bambusa tuldoides Munro、大头典竹 Sinocalamus beecheyanus (Munro) McClure var.pubescens P.F.Li 或淡竹 Phyllostachys nigra (Lodd.)Munro var. henonis (Mitf.)Stapf ex Rendle 的茎秆的干燥中间层。全年均可采制，取新鲜茎，除去外皮，将稍带绿色的中间层刮成的丝条，或削成薄片，捆扎成束，阴干。前者称"散竹茹"，后者称"齐竹茹"。

竹茹
气微，味淡，质柔韧

为卷曲成团的不规则的丝条状小段或小团，浅绿色或黄绿色，体轻松，有弹性。

炮制作用：生品长于清热化痰、除烦，用于治疗痰热咳嗽、痰火内扰、心烦不安。

姜竹茹
微有姜香气

形如竹茹，表面黄色。

炮制作用：姜炙后能增强降逆止呕的作用，多用于治疗恶心、呕吐。

炮制方法

序号	炮制品	炮制方法
1	竹茹	取原药材，除去杂质和硬皮，切段或揉成松紧适度的小团
2	姜竹茹	取竹茹段或团，加姜汁拌匀，稍润，待姜汁被吸尽后，置炒制器具内，文火加热，如烙饼法将两面烙至微黄色，取出晾凉，筛去碎屑。每100kg 净竹茹用生姜10kg

Yán hú suǒ
Corydalis Rhi-
zoma

延胡索

活血、利气、止痛

归肝、脾经

味辛、苦，性温

延胡索始载于《雷公炮炙论》，其炮制首见于南北朝《雷公炮炙论》。《中国药典》（2015 年版）载有延胡索和醋延胡索两种炮制品。

为罂粟科植物延胡索 *Corydalis yanhusuo* W.T. Wang 的干燥块茎。夏初茎叶枯萎时采挖，除去须根，洗净，置沸水中煮至恰无白心时，取出，晒干。

延胡索
气微，味苦，角质样

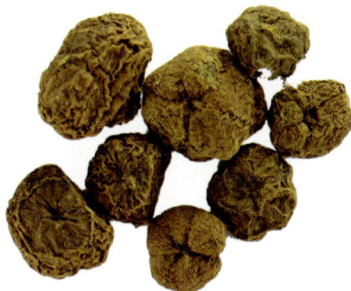

为不规则的圆形厚片。外表皮黄色或黄褐色，有不规则细皱纹。切面黄色，具蜡样光泽。

炮制作用：生品中所含的止痛成分难于煎出，效果欠佳，故临床多用醋制品。

醋延胡索
微具醋香气，质较硬

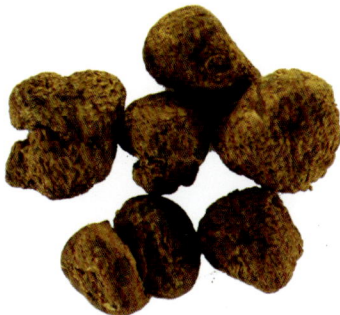

形如延胡索片，表面和切面黄褐色。

炮制作用：醋炙后能提高有效成分的煎出率，增强行气止痛作用，用于治疗身体各部位的多种疼痛证候，如胸胁、脘腹疼痛、经闭痛经、产后瘀阻腹痛、跌仆肿痛等。

085

炮制方法

序号	炮制品	炮制方法
1	延胡索	取原药材，除去杂质，大小分开，洗净，稍浸，润透，切厚片，干燥，筛去碎屑；或洗净，干燥，用时捣碎
2	醋延胡索	①取净延胡索或延胡索片，加入定量醋拌匀，闷润至醋被吸尽后，置炒制器具内，文火加热，炒干，取出晾凉，筛去碎屑。②取净延胡索，加入定量醋和适量饮用水（以与药面平为宜），置煮制器具内，用文火加热，煮至透心、醋液被吸尽时，取出，晾至六成干，切厚片，晒干后筛去碎屑；或干燥后捣碎。每100kg净延胡索用米醋20kg

Zì rán tóng
Pyritum

自然铜

味辛，性平

归肝经

散瘀止痛、续接筋骨

自然铜始载于《雷公炮炙论》，其炮制首见于南北朝《雷公炮炙论》。《中国药典》（2015 年版）载有自然铜和煅自然铜两种炮制品。

为硫化物类矿物黄铁矿族黄铁矿，主含二硫化铁（FeS_2），采挖后，除去杂质。

自然铜
体重，质坚硬或稍脆

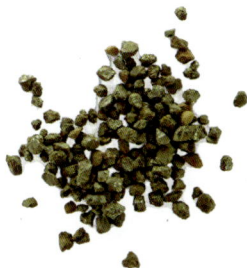

煅自然铜
有醋气，质地酥脆

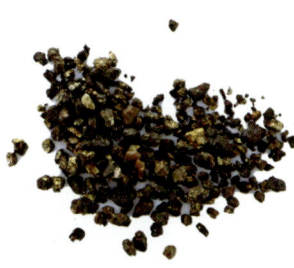

晶形多为立方体，集合体呈致密块状，表面亮淡黄色，有金属光泽；有的呈黄棕色或棕褐色，无金属光泽，具条纹，条痕绿黑色或棕红色。断面黄白色，有金属光泽；或断面棕褐色，可见银白色亮星。

炮制作用：因质地坚硬，临床多煅淬用，用于治疗跌打损伤、筋骨折伤、瘀肿疼痛。

为不规则碎粒，呈黑褐色或黑色，光泽消失。

炮制作用：煅淬后使其质地酥脆，便于粉碎和煎出有效成分，并增强散瘀止痛的作用，用于治疗跌仆肿痛、筋骨折伤。

炮制方法

序号	炮制品	炮制方法
1	自然铜	取原药材，除去杂质，洗净，干燥，用时砸碎
2	煅自然铜	取净自然铜小块，置耐火容器内，武火煅至红透，立即取出，投入醋液中淬制，待冷却后，继续煅烧醋淬至黑褐色，光泽消失，质地酥脆，取出，干燥后碾碎。每 100kg 净自然铜用醋 30kg

决明子

Jué míng zǐ
Cassiae Semen

清热明目、润肠通便

归肝、大肠经

味甘、苦、咸，性微寒

决明子始载于《神农本草经》，其炮制首见于梁代《本草经集注》。《中国药典》（2015年版）载有决明子和炒决明子两种炮制品。

为豆科植物决明 *Cassia obtusifolia* L. 或小决明 *Cassia tora* L. 的干燥成熟种子。秋季采收成熟果实，晒干，打下种子，除去杂质。

决明子
气微，味微苦，质坚硬

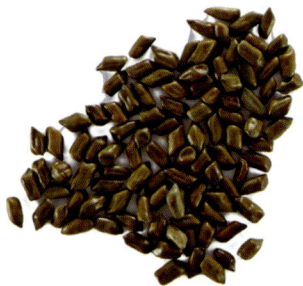

略呈菱方形或短圆柱形，两端平行倾斜，长 3～7mm，宽 2～4mm。表面绿棕色或暗棕色，平滑有光泽。一端较平坦，另端斜尖，背腹面各有 1 条突起的棱线，棱线两侧各有 1 条斜向对称而色较浅的线形凹纹。质坚硬，不易破碎。种皮薄，子叶 2，黄色，呈"S"形折曲并重叠。

炮制作用：生品长于清肝热，润肠燥，用于治疗目赤肿痛、大便秘结等。

炒决明子
微有香气；质地疏松

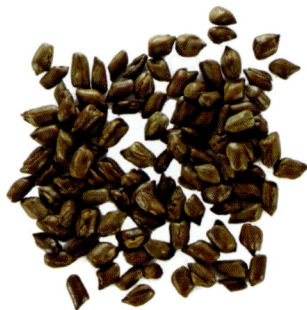

微鼓起，表面绿褐色或暗棕色，偶见焦斑。

炮制作用：炒后能缓和其寒泻之性，有平肝养肾的作用，用于治疗头痛眩晕、目暗不明等。

炮制方法

序号	炮制品	炮制方法
1	决明子	取原药材，除去杂质，洗净，干燥，用时捣碎
2	炒决明子	取净决明子，置已预热的炒制器具中，用中火炒至微有爆裂声，并逸出固有香气时，取出晾凉，筛去碎屑，用时捣碎

各论

Dēng xīn cǎo
Junci Medulla

灯心草

味甘、淡，性微寒

清心火、利小便

归心、肺、小肠经

灯心草始载《开宝本草》，其炮制首见于宋代《证类本草》。《中国药典》（2015 年版）载有灯心草、灯心炭两种炮制品。

为灯心草科植物灯心草 *Juncus effuses* L. 的干燥茎髓。夏末至秋季割取茎，晒干，取出茎髓，理直，扎成小把。

灯心草
气微，味淡，质软

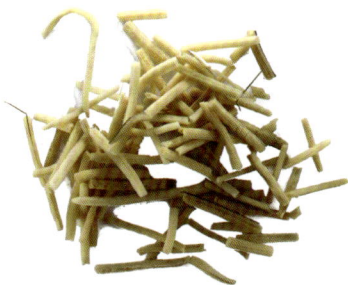

细圆柱形，直径 0.1～0.3cm。表面白色或淡黄白色，有细纵纹，体轻，略有弹性，易拉断，断面白色。

炮制作用：生品善于利水通淋，多用于治疗热淋、水肿、心烦失眠、口舌生疮。

灯心炭
气微，味微涩，质松脆

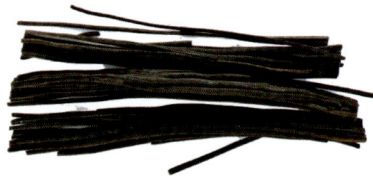

呈细圆柱形的段，表面黑色，体轻，易碎。

炮制作用：长于凉血止血、清热敛疮，外用治喉痹、乳蛾、阴疳。

炮制方法

序号	炮制品	炮制方法
1	灯心草	取原药材，除去杂质，剪（或切）成段
2	灯心炭	取净灯心草段置煅锅内，上扣一口径较小的锅，接合处用盐泥封固，在盖锅上压一重物，并贴白纸或放数粒大米，武火煅至纸条或大米呈深黄色时，停火，待锅凉后取出

麦芽

Mài yá
Hordei Fructus
Germinatus

味甘，性平

归脾、胃经

回乳消胀

行气消食、健脾开胃、

麦芽始载于《名医别录》，晋代《肘后备急方》有熬制法。《中国药典》（2015年版）载有麦芽、炒麦芽和焦麦芽三种炮制品。

为禾本科植物大麦 *Hordeum vulgare* L. 的成熟果实，经发芽干燥而得。

麦芽
气微，味微甘，质硬

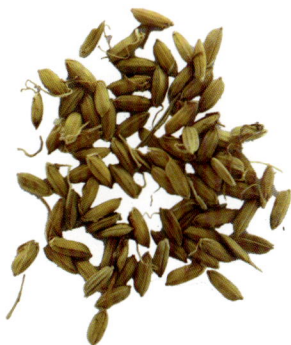

呈梭形，淡黄色，断面白色，粉性。

炮制作用：生品长于健脾和胃、疏肝行气，用于治疗脾虚食少、乳汁郁积、乳房胀痛。

炒麦芽
有香气，味微苦

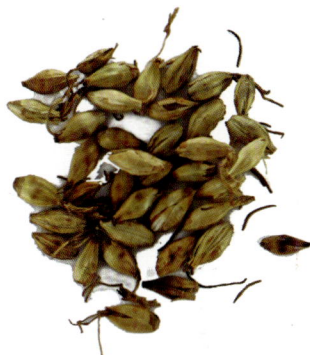

表面棕黄色，偶有焦斑。

炮制作用：炒后偏温而气香，具有行气、消食、回乳的作用，用于治疗食积不消、妇女断乳。

各论

091

焦麦芽

有焦斑，有焦香气，味微苦

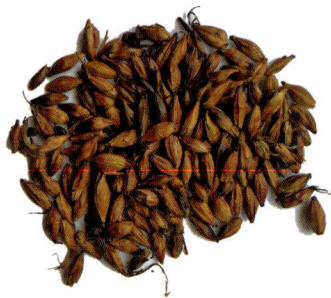

表面焦褐色，鼓起。

　炮制作用：性偏温而味微苦，长于消食化滞，用于治疗食积不消、脘腹胀痛。

炮制方法

序号	炮制品	炮制方法
1	麦芽	取新鲜成熟饱满的净大麦，用饮用水浸泡六七成透，捞出，置能排水的容器内，用湿物盖好，每日喷淋饮用水2～3次，保持适宜的温度及湿度，经5～7天，芽长约0.5cm时，晒干或低温干燥即得
2	炒麦芽	取净大麦芽，置已预热的炒制器具内，文火加热，翻炒至表面棕黄色、鼓起并有固有气味逸出时，取出晾凉，筛去灰屑
3	焦麦芽	取净大麦芽，置已预热的炒制器具内，中火加热，翻炒至有爆裂声，表面焦褐色、鼓起并有焦香气逸出时，取出晾凉，筛去灰屑

Yuán huā Genkwa Flos	味苦、辛，性温，有毒	泻水逐饮、解毒杀虫 归肺、脾、肾经	芫花始载于《神农本草经》，其炮制首见于汉代《金匮玉函经》。《中国药典》（2015年版）载有芫花和醋芫花两种炮制品。 为瑞香科植物芫花 *Daphne genkwa* Sieb. et Zucc. 的干燥花蕾。春季花未开放时采收，除去杂质，干燥。

芫花
味甘，微辛，质软

呈棒槌状，多弯曲。花被筒表面淡紫色或灰绿色，密被短柔毛，先端4裂，裂片淡紫色或黄棕色。

炮制作用：生品有毒，峻泻逐水力较猛，较少内服，多外敷于头癣、秃疮等。

醋芫花
微有醋香气

表面微黄色。

炮制作用：炙后毒性降低，泻下作用和腹痛症状缓和，多用于治疗水肿胀满、胸腹积水、痰饮积聚、气逆喘咳、二便不利等。

炮制方法

序号	炮制品	炮制方法
1	芫花	取原药材，除去杂质及梗、叶，筛去灰屑
2	醋芫花	取净芫花，加入定量醋拌匀，闷润至醋被吸尽后，置炒制器具内，文火加热，炒至微干，取出干燥，筛去碎屑。每100kg 净芫花用米醋30kg

093

Huā jiāo
Zanthoxyli Peri-carpium

花椒

味辛，性温

温中止痛、杀虫止痒

归脾、胃、肾经

花椒始载于《诗经》，《中国药典》（2015年版）载有生花椒和炒花椒两种炮制品。

为芸香科植物青椒 *Zanthoxylum schinifolium* Sieb. et Zucc. 或花椒 *Zanthoxylum bungeanum* Maxim. 的干燥成熟果皮。秋季采收成熟果实，晒干，除去种子及杂质。

中药传统炮制图鉴

花椒
香气浓，味麻辣而持久

外表面紫红色或棕红色，散有多数疣状突起的油点，对光观察半透明，内表面淡黄色。

炮制作用：生品辛热之性甚强，多外用，长于杀虫止痒，用于治疗疥疮、湿疹、阴痒。

炒花椒
香气更浓

颜色加深，具油亮光泽。

炮制作用：炒后辛散作用稍缓，长于温中散寒、驱虫止痛，用于治疗脘腹冷痛、呕吐泄泻、虫积腹痛，外治湿疹瘙痒。

炮制方法

序号	炮制品	炮制方法
1	花椒	取原药材，除去椒目（另作药用）、果柄及杂质
2	炒花椒	取净花椒，置炒制容器内，用文火炒至出汗，呈油亮光泽，颜色加深，有香气逸出时，取出晾凉

Jiè zǐ Sinapis Semen 芥子	味辛，性温	归肺经	散结通络止痛	温肺豁痰利气、

芥子始载于《名医别录》，其炮制首见于唐代《备急千金要方》。《中国药典》（2015 年版）载有芥子和炒芥子两种炮制品。

为十字花科植物白芥 *Sinapis alba* L. 或芥 *Brassica juncea*（L.）Czern. et Coss. 的干燥成熟种子。前者习称"白芥子"，后者习称"黄芥子"。

芥子
气微，味辛辣

白芥子表面灰白色至淡黄色，有油性。黄芥子表面黄色至棕黄色，少数呈暗红棕色。研碎后加水浸湿则产生辛烈的特异臭气。

炮制作用：生品辛散作用和通络散结的作用强，多用于治疗胸胁闷痛、关节疼痛、阴疽肿毒等。

炒芥子
有香辣气

表面淡黄色至深黄色（白芥子）或深黄色至棕褐色（黄芥子）。

炮制作用：炒后缓和其辛散走窜之性，以免耗气伤阴，并善于顺气豁痰，易于煎出有效成分，同时起到杀酶保苷的作用，有利于保存有效成分，常用于治疗咳嗽气喘，特别是寒痰咳嗽。

炮制方法

序号	炮制品	炮制方法
1	芥子	取原药材，除去杂质，洗净，干燥，用时捣碎
2	炒芥子	取净芥子，置已预热的炒制器具中，用文火加热炒至淡黄色至深黄色（炒白芥子）或深黄色至棕褐色（炒黄芥子）、有爆裂声，并逸出固有气味时，取出，筛去碎屑，用时捣碎

各论

Cāng ěr zǐ
Xanthii Fructus

苍耳子

散风寒、通鼻窍、祛风湿

归肺经

味辛、苦，性温，有毒

苍耳子始载于《神农本草经》，其炮制首见于南北朝《雷公炮炙论》。《中国药典》（2015 年版）载有苍耳子和炒苍耳子两种炮制品。

为菊科植物苍耳 *Xanthium sibiricum* Patr. 的干燥成熟带总苞的果实。秋季果实成熟时采收，干燥，除去梗、叶等杂质。

中药传统炮制图鉴

苍耳子
气微，味微苦

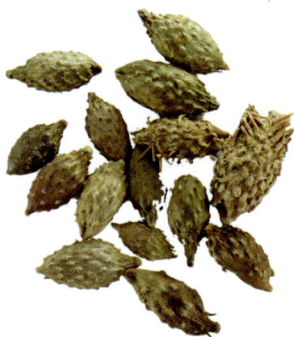

炒苍耳子
微有香气

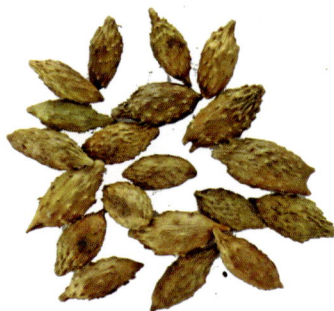

呈纺锤形或卵圆形，长 1～1.5cm，直径 0.4～0.7cm。表面黄棕色或黄绿色，全体有钩刺，顶端有 2 枚较粗的刺，分离或相连，基部有果梗痕。质硬而韧，横切面中央有纵隔膜，2 室，各有 1 枚瘦果。瘦果略呈纺锤形，一面较平坦，顶端具 1 突起的花柱基，果皮薄，灰黑色，具纵纹。种皮膜质，浅灰色，子叶 2，有油性。

炮制作用：生品以消风止痒力强，多用于治疗皮肤瘙痒、疥癣及其他皮肤病。

表面黄褐色，有刺痕。

炮制作用：炒后能降低毒性。长于通鼻窍、祛湿止痛，用于治疗鼻渊流涕、风湿痹痛、风寒头痛等。

炮制方法

序号	炮制品	炮制方法
1	苍耳子	取原药材，除去杂质，洗净，干燥，用时捣碎
2	炒苍耳子	取净苍耳子，置已预热的炒制器具中，用中火加热，炒至表面呈黄褐色、刺焦时，取出晾凉，碾去刺，筛去碎屑，用时捣碎

各论

Dù zhòng
Eucommiae
Cortex

杜仲

味甘，性温

归肝、肾经

补肝肾、强筋骨、安胎

杜仲始载于《神农本草经》，其炮制首见于梁代《本草经集注》。《中国药典》（2015年版）载有杜仲和盐杜仲两种炮制品。

为杜仲科植物杜仲 Eucommia ulmoides Oliv. 的干燥树皮。4～6月剥取，刮去粗皮，堆置"发汗"至内皮呈紫褐色，晒干。

杜仲
气微，味稍苦

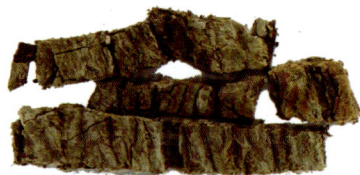

呈小方块或丝状。外表面淡棕色或灰褐色，有明显的皱纹。内表面暗紫色，光滑。断面有细密、银白色、富弹性的橡胶丝相连。

炮制作用：生品应用很少，长于益肝补肾，多用于治疗头目眩晕、湿重腰痛。临床多用制品。

盐杜仲
味微咸

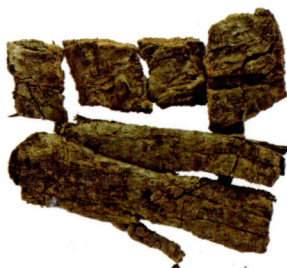

形如杜仲块或丝，表面黑褐色，内表面褐色，折断时胶丝弹性较差。

炮制作用：盐炙后直达下焦，专入肾经，温而不燥，增强其补肝肾的作用，用于治疗肾虚腰痛、阳痿滑精、胎元不固等。

炮制方法

序号	炮制品	炮制方法
1	杜仲	取原药材，刮去残留粗皮，洗净，切丝或块，干燥，筛去碎屑
2	盐杜仲	取杜仲丝或块，用盐水拌匀，闷润至盐水被吸尽，置炒制器具内，中火炒至断丝、表面焦黑色时，取出晾凉，筛去碎屑。每100kg 净杜仲块或丝用食盐 2kg

Wú zhū yú
Euodiae Fructus

吴茱萸

味辛、苦，性热，有小毒

归肝、脾、胃、肾经

散寒止痛、降逆止呕、助阳止泻

吴茱萸始载于《神农本草经》，其炮制首见于唐代《伤寒论》。《中国药典》（2015年版）载有吴茱萸和制吴茱萸两种炮制品。

为芸香科植物吴茱萸 *Evodia rutaecarpa*（Juss.）Benth.、石虎 *Evodia rutaecarpa*（Juss.）Benth. var. *offcinalis*（Dode）Huang 或 疏毛吴茱萸 *Evedia rutaecarpa*（Juss.）Benth. var. *bodinieri*（Dode）Huang 的干燥近成熟果实。8～11 月果实尚未开裂时，剪下果枝，晒干或低温干燥，除去枝、叶、果梗等杂质。

吴茱萸
气芳香浓郁，味辛、辣而苦，质硬而脆

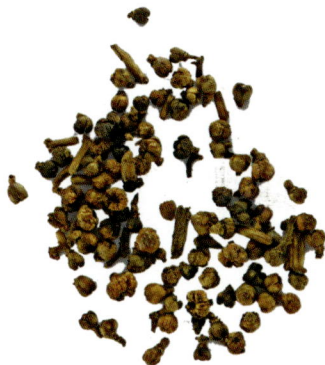

表面暗黄绿色至褐色，粗糙，有多数点状突起或凹下的油点。横切面可见子房 5 室，每室有淡黄色种子 1 粒。

炮制作用：生品多外用，长于祛寒止痛，用于治疗口疮、湿疹、牙疼等。

制吴茱萸
气芳香，味微辛辣

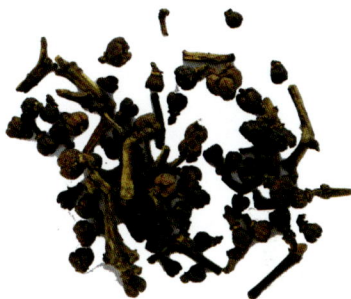

表面棕褐色至暗褐色。

炮制作用：制后降低毒性，缓和燥性，用于治疗厥阴头痛、经行腹痛、脘腹胀痛、呕吐吞酸、五更泄泻、寒湿脚气、寒疝腹痛。

各论

盐吴茱萸

香气浓郁，味辛辣而微咸

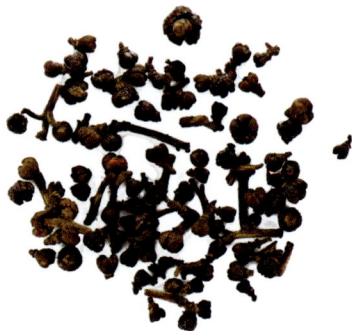

色泽加深。

炮制作用：制后宜用于治疗疝气疼痛。

炮制方法

序号	炮制品	炮制方法
1	吴茱萸	取原药材，除去杂质，洗净，干燥
2	制吴茱萸	取甘草片（或碎块），加适量水，煎汤去渣，加入净吴茱萸，闷润至汁吸尽后，文火炒干，取出，干燥。每100kg净吴茱萸，用甘草6kg
3	盐吴茱萸	取净吴茱萸，置适宜容器内，加入盐水拌匀，润透，文火炒至果实裂开、稍鼓起时取出晾凉。每100kg净吴茱萸用食盐3kg

何首乌

Hé shǒu wū
Polygoni Multi-flori Radix

味苦、甘、涩，性温

归肝、心、肾经

解毒、消痈、截疟、润肠通便

何首乌始载于《日华子本草》，其炮制首见于唐代《仙授理伤续断秘方》。《中国药典》（2015年版）载有何首乌、制首乌两种炮制品。

为蓼科植物何首乌 *Polygonum multijiorum* Thunb. 的干燥块根。秋、冬二季叶枯萎时采挖，削去两端，洗净，个大的切成块，干燥。

何首乌

气微，味微甘而苦涩，体重质，坚实

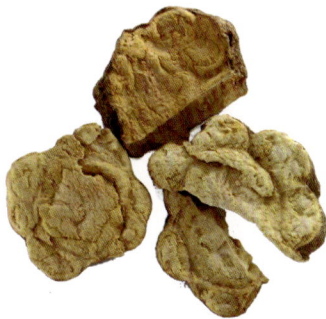

切面浅黄棕色或浅红棕色，显粉性；横切面有的皮部可见云锦状花纹，中央木部较大，有的呈木心。

炮制作用：生品有解毒、消痈、润肠通便的功效，用于治疗瘰疬疮痈、风疹瘙痒、肠燥便秘，以及高脂血症等。

制何首乌

气微，味微甘而苦涩，质硬

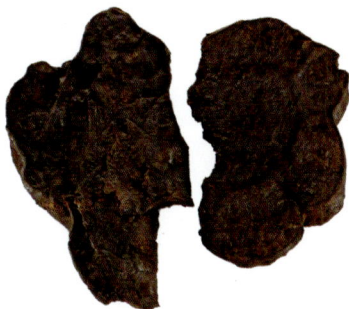

表面黑褐色或棕褐色，凹凸不平，质坚硬，断面角质样，棕褐色或黑色。

炮制作用：经清蒸或黑豆汁拌蒸后，增强了补肝肾、益精血、乌须发、强筋骨的作用，用于治疗血虚萎黄、眩晕耳鸣、须发早白、腰膝酸软、肢体麻木。其消除了生首乌滑肠致泻的副作用。

炮制方法

序号	炮制品	炮制方法
1	何首乌	取原药材，除去杂质，洗净，稍浸，润透，切厚片或块，干燥，筛去碎屑
2	制首乌	①黑豆汁蒸：取何首乌片或块，用黑豆汁拌匀，置非铁质的容器内密闭，炖或蒸至汁液被吸尽、内外均呈棕褐色时，取出干燥，筛去碎屑。每100kg净何首乌片（块），用黑豆10kg。②清蒸：取何首乌片或块，加适量的水润透，置非铁质的适宜容器内，蒸至内外均呈棕褐色时，取出干燥，筛去碎屑

Guī jiǎ
Testudinis Carapax et Plastrum

龟甲

养血补心、固经止崩、
滋阴潜阳、益肾强骨

归肝、肾、心经

味咸、甘，牲激寒

龟甲始载于《神农本草经》，其炮制首见于唐代的《千金翼方》。《中国药典》（2015 年版）载有龟甲和醋龟甲两种炮制品。

为龟科动物乌龟 Chinemys reevesii（Gray）的背甲及腹甲。全年均可捕捉，以秋、冬二季为多，捕捉后杀死，或用沸水烫死，剥取背甲及腹甲，除去残肉，晒干。

龟甲
气微腥，味微咸，质坚硬

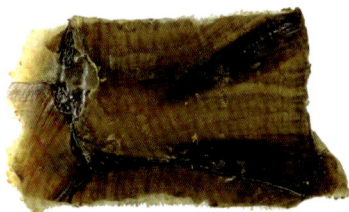

有放射状纹理，内表面黄白色至灰白色，边缘呈锯齿状。

炮制作用：生品滋阴潜阳之力较强，可用于治疗阴虚阳亢、头晕目眩、虚风内动等证。

醋龟甲
气微腥、微有醋香气，味微咸，质松脆

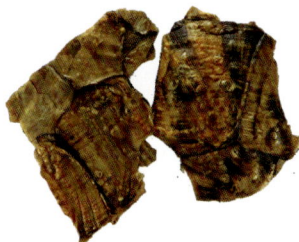

内表面棕黄色或棕褐色，边缘有的呈锯齿状。断面不平整，有的有蜂窝状小孔。

炮制作用：砂炒醋淬后质变酥脆，易于粉碎，利于煎出有效成分，同时能矫正不良气味，以补肾健骨、滋阴止血力盛，多用于治疗阴虚潮热、骨蒸盗汗、劳热咯血、筋骨痿软、痔疮肿痛等。

炮制方法

序号	炮制品	炮制方法
1	龟甲	取原药材，置蒸制容器内，沸水蒸45分钟，取出，放入热水中，立即用硬刷除净皮肉，洗净，晒干
2	醋龟甲	将砂置炒制器具内，用武火加热，炒至滑利、灵活状态，投入大小一致的净龟甲，翻埋烫炒至质酥、表面呈淡黄色时取出，筛去砂，趁热投入醋液中稍浸，捞出，干燥，用时捣碎。每100kg净龟甲用醋20kg

Mò yào Myrrha **没药**	味苦，性平 归心、肝、脾经 活血止痛、消肿生肌	没药始载于《开宝本草》，其炮制首见于唐代《经效产宝》。《中国药典》（2015年版）载有醋没药一种炮制品。 为橄榄科植物没药树 Commiphora myrrha Engl. 或哈丁树 Commiphora molmol Engl. 的干燥油胶树脂，多系野生，11月至次年2月间，将树刺伤，树脂由创口流出，在空气中渐渐变成红棕色硬块，采用时拣去杂质。

没药
气特殊，味苦而微辛，质坚脆

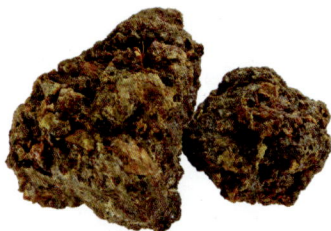

呈颗粒状或不规则碎块状，红棕色或黄棕色，表面粗糙，附有粉尘。

炮制作用：生品气味浓烈，对胃有一定的刺激性，容易引起恶心、呕吐，多外用。

醋没药
具特异香气，略有醋香气，味苦而微辛

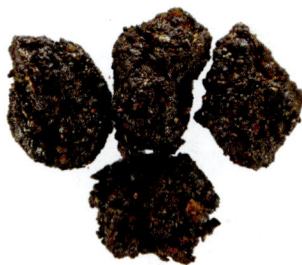

为不规则小块状或类圆形颗粒状，表面棕褐色或黑褐色，有光泽。

炮制作用：醋制后能矫正不良气味，缓和刺激性，便于服用，易于粉碎，增强活血止痛、收敛生肌的作用，用于治疗经闭、痛经、脘腹疼痛、跌打伤痛、痈疽肿痛。

炮制方法

序号	炮制品	炮制方法
1	没药	取原药材，除去杂质，捣碎或剁碎
2	醋没药	取净没药，大小分档，置炒制器具内，文火加热，炒至冒烟、表面微熔，喷淋定量的醋，再炒至表面显油亮光泽时，取出，摊开晾凉。每100kg净没药用米醋5kg

105

Bǔ gǔ zhī
Psoraleae Fructus

补骨脂

温肾助阳、纳肾、止泻
归肾、脾经
味辛、苦，性温

补骨脂始载于南北朝《雷公炮炙论》，其炮制首见于南北朝《雷公炮炙论》。《中国药典》（2015 年）版载有补骨脂和盐补骨脂两种炮制品。

为豆科植物补骨脂 *Psoralea corylifolia* L. 的干燥成熟果实。秋季果实成熟时采收果序，晒干，搓出果实，除去杂质。

中药传统炮制图鉴

补骨脂
气香，味辛、微苦，质硬

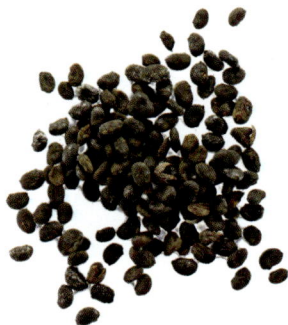

呈肾形，略扁，长 3～5mm，宽 2～4mm，厚约 15mm，表面黑色、黑褐色或灰褐色，具细微网状皱纹。顶端圆钝，有一小突起，凹侧有果梗痕。果皮薄，与种子不易分离；种子 1 枚，子叶 2，黄白色，有油性。

炮制作用：生品辛热而燥，温肾助阳力强，长于温补脾肾、止泻痢，多用于治疗脾肾阳虚之五更泄泻，外用治白癜风、银屑病。

盐补骨脂
气微香，味微咸

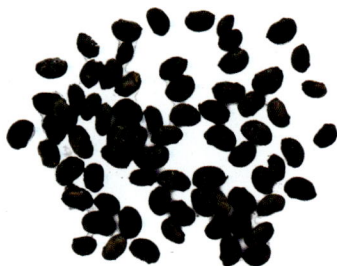

表面黑色或黑褐色，微鼓起。

炮制作用：盐炙后能缓和辛窜温燥之性，避免伤阴，并专入肾经，增强补肾纳气作用，多用于治疗阳痿、肾虚腰痛、滑精、遗尿等。

炮制方法

序号	炮制品	炮制方法
1	补骨脂	取原药材，除去杂质
2	盐补骨脂	取净补骨脂，用盐水拌匀，闷润至盐水被吸尽，置炒制器具内，文火炒至微鼓起、迸裂并有香气逸出时，取出晾凉，筛去碎屑。每100kg净补骨脂用食盐2kg

各论

ē jiāo
Asini Corii
Colla

阿胶

味甘，性平

归肺、肝、肾经

补血滋阴、润燥、止血

阿胶始载于《神农本草经》，其炮制首见于汉代的《金匮玉函经》。《中国药典》（2015年版）载有阿胶和阿胶珠两种炮制品。

为马科动物驴 Equus asinus L. 的干燥皮或鲜皮经煎煮、浓缩制成的固体胶。

阿胶
气微腥，味微甘，质硬而脆

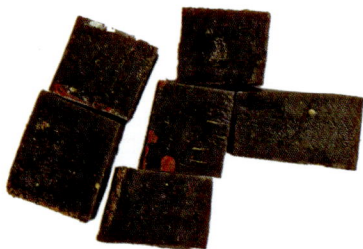

黑褐色，碎片对光照视呈棕色半透明状，断面光亮。

炮制作用：阿胶滋阴补血力盛，多用于治疗血虚萎黄、眩晕心悸、心烦不眠、虚风内动等。多入汤剂烊化服用。

阿胶珠
气微，味微甜，体轻质酥

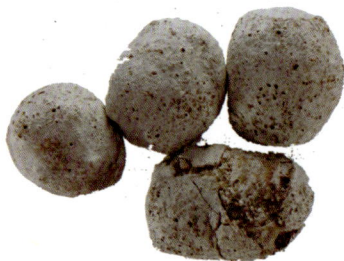

球形，表面棕黄色或灰白色，附有白色粉末，易碎，断面中空或多孔状。

炮制作用：炒制后降低了滋腻之性，质变酥脆，利于调剂和制剂，同时矫正不良气味，以益肺润燥力盛，多用于治疗阴虚咳嗽、久咳少痰或痰中带血。

蒲黄炒阿胶

气微，味微甜，体轻质酥

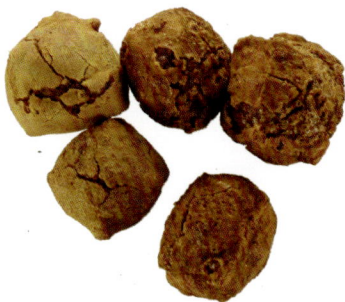

外表呈棕褐色，其余同蛤粉炒阿胶。

炮制作用：止血安络力强，多用于治疗阴虚咳血、崩漏、便血。

炮制方法

序号	炮制品	炮制方法
1	阿胶	取原药材，除去杂质，捣成碎块
2	阿胶珠	取阿胶用文火烘软，切成小方块（阿胶丁）。取蛤粉适量，置炒制器具内，中火炒至灵活状态时，投入阿胶丁，翻炒至鼓起呈圆球形、内无溏心时，取出，筛去蛤粉，晾凉
3	蒲黄炒阿胶	取蒲黄适量，置炒制器具内，用中火加热，炒至稍微变色，投入阿胶丁，翻炒至鼓起呈圆球形、内无溏心时，取出，筛去蒲黄，晾凉

鸡内金

Jī nèi jīn
Galli Giferii
Endotheium
Corneum

味甘，性平

归脾、胃、小肠、膀胱经

健胃消食、涩精止遗、通淋化石

鸡内金始载于《神农本草经》，其炮制首见于宋代《太平圣惠方》。《中国药典》（2015年版）载有鸡内金、炒鸡内金和醋鸡内金三种炮制品。

为雉科动物家鸡 *Gallus gallus domesticus* Brisson 的干燥沙囊内壁。杀鸡后，取出鸡肫，立即剥下内壁，洗净，干燥。

鸡内金

气微腥，味微苦，质脆

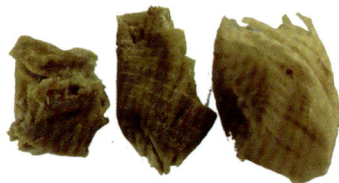

表面黄色、黄绿色或黄褐色，薄而半透明，断面角质样，有光泽。

炮制作用：生品长于攻积，化石通淋，多用于治疗尿路结石和胆石症等。

炒鸡内金

发泡卷曲，轻折即断

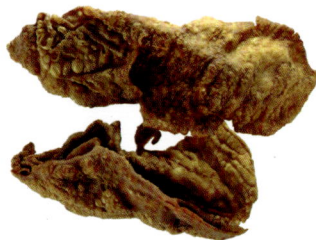

暗黄褐色或焦黄色，断面有光泽。

炮制作用：砂炒后质地酥脆，并矫正不良气味，利于服用，增强健脾消积的作用，用于治疗消化不良、食积不消及小儿疳积等。

醋鸡内金

略有醋气

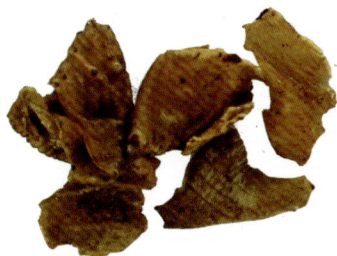

鼓起，表面黄褐色。

炮制作用：制后有疏肝助脾之功，多用于治疗脾胃虚弱之脘腹胀满等。

焦鸡内金

质松脆，易碎

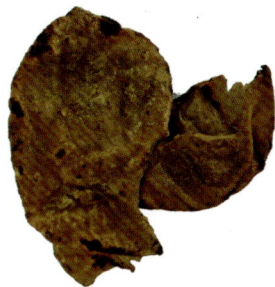

鼓起，焦黄色。

炮制作用：炒后长于消食止泻，并可固精止遗，用于治疗伤食腹泻、肾虚遗精遗尿等。

各论

炮制方法

序号	炮制品	炮制方法
1	鸡内金	取原药材，除去杂质，洗净，干燥
2	炒鸡内金	将砂置炒制器具内，用中火加热，炒至滑利、灵活状态，投入大小一致的净鸡内金，翻埋烫炒至发泡鼓起，取出，筛去砂，晾凉；或采用炒黄法将药物炒至鼓起，取出晾凉
3	醋鸡内金	将净鸡内金适当压碎，置热的炒制器具内，炒至鼓起，均匀喷淋醋液，再略炒干，取出，干燥。每100kg净鸡内金用醋15kg
4	焦鸡内金	将大小一致的净鸡内金，置热的炒制器具内，中火加热，炒至鼓起、焦黄色，取出晾凉

Kǔ xìng rén
Armeniacae
Semen Amarum

苦杏仁

降气止咳平喘、润肠通便

味苦，性微温，有小毒

归肺、大肠经

苦杏仁始载于《神农本草经》，其炮制首见于汉代《伤寒论》。《中国药典》（2015年版）载有苦杏仁、燀苦杏仁和炒苦杏仁三种炮制品。

为蔷薇科植物山杏 *Prunus armeniaca* L.var. ansu Maxim.、西伯利亚杏 *Prunus sibirica* L.、东北杏 *Prunus mandshurica* (*Maxim.*)Koehne 或杏 *Prunus armeniaca* L. 的干燥成熟种子。夏季采收成熟果实，除去果肉及核壳，取出种子，晒干。

苦杏仁
气微，味苦，富油性

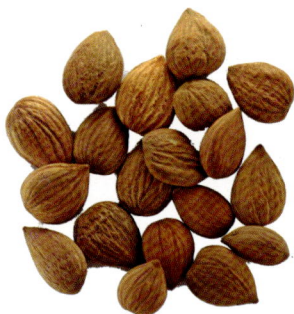

燀苦杏仁
有特异的香气，味苦，富油性

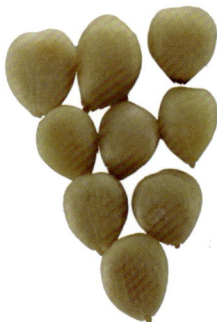

表面黄棕色至深棕色，一端尖，另端钝圆，肥厚，左右不对称，尖端一侧有短线形种脐，圆端合点处向上具多数深棕色的脉纹。

炮制作用：生品有小毒，性微温而质润，长于润肺止咳、润肠通便，多用于治疗新病咳喘、肠燥便秘等。

表面乳白色或黄白色。

炮制作用：燀后可降低毒性，除去非药用部位，便于有效成分煎出，又能破坏与苷共存的酶，以利于保存苦杏仁苷，作用与苦杏仁相同。

炒苦杏仁

有香气，味苦

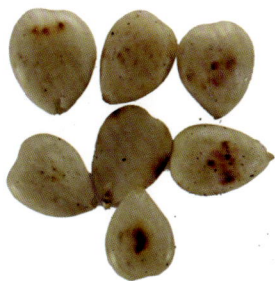

表面黄色至棕黄色，微带焦斑。

炮制作用：炒后性温，长于温肺散寒，多用于治疗肺寒咳嗽、肺虚久喘等。

炮制方法

序号	炮制品	炮制方法
1	苦杏仁	取原药材，筛去皮屑杂质，拣除残留的核壳及泛油的褐色种子，用时捣碎
2	燀苦杏仁	取净苦杏仁置 10 倍量沸水中煮约 5 分钟，至种皮微鼓起，捞出，于凉水中稍浸，取出，搓开种皮与种仁，干燥，筛去种皮，用时捣碎
3	炒苦杏仁	取燀苦杏仁，置已预热的炒制器具内，文火炒至微黄色、略带焦斑、有香气时，取出晾凉，用时捣碎

pí pa yè
Eriobotryae
Folium

枇杷叶

味苦，性微寒

归肺、胃经

清肺止咳、降逆止呕

枇杷叶始载于《名医别录》，其炮制首见于晋朝《肘后备急方》。《中国药典》（2015年版）载有枇杷叶和蜜枇杷叶两种炮制品。

为蔷薇科植物枇杷 *Eriobotrya japonica* (Thunb.) Lindl. 的干燥叶。全年均可采收，晒至七八成干时，扎成小把，再晒干。

枇杷叶
气微，味微苦

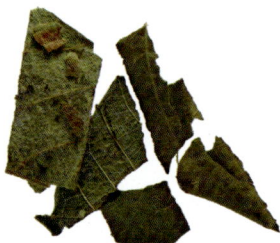

呈丝条状。表面灰绿色、黄棕色或红棕色，较，光滑；下表面可见绒毛，主脉突起，革质而脆，易折断。

炮制作用：生品长于清肺止咳、降逆止呕，多用于治疗肺热咳嗽、气逆喘急、胃热恶逆等。

蜜枇杷叶
具蜜香气，味微甜

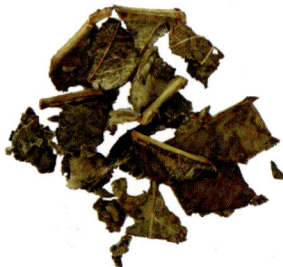

表面黄棕色或红棕色，微显光泽，略带黏性。

炮制作用：炙后能增强润肺止咳的作用，多用于治疗肺燥咳嗽。

炮制方法

序号	炮制品	炮制方法
1	枇杷叶	取原药材，除去绒毛，用水喷润，切丝，干燥
2	蜜枇杷叶	取净枇杷叶丝，将定量炼蜜加适量开水稀释，淋入枇杷叶丝内拌匀，闷润至蜜汁被吸尽，置炒制器具内，文火炒至不粘手为度，取出晾凉，筛去碎屑。每100kg净枇杷叶丝用炼蜜20kg

Yù lǐ rén
Pruni Semen

郁李仁

味辛、苦、甘，性平

归脾、大肠、小肠经

润肠通便、下气利水

郁李仁始载于《神农本草经》。《中国药典》2015 年版载有郁李仁一种炮制品。

为蔷薇科植物欧李 *Prunus humilis* Bge.、郁李 *Prunus japonica* Thunb. 或长柄扁桃 *Prunus pedunculata* Maxim. 的干燥成熟种子。前二种习称"小李仁"，后一种习称"大李仁"。夏、秋二季采收成熟果实，除去果肉和核壳，取出种子，干燥。

各论

郁李仁
气微，味微苦，富油性

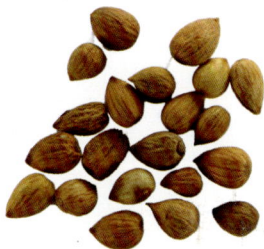

小李仁：呈卵形，长 5～8mm，直径 3～5mm。表面黄白色或浅棕色，一端尖，另端钝圆。尖端一侧有线形种脐，圆端中央有深色合点，自合点处向上具多条纵向维管束脉纹。种皮薄，子叶 2，乳白色。

大李仁：长 6～10mm，直径 5～7mm，表面黄棕色。

炒郁李仁
有香气

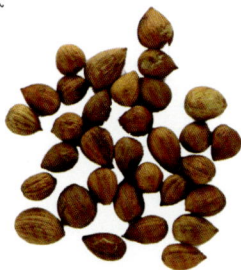

表面深黄色，断面浅黄色。

炮制作用：药性较缓，杀酶保苷，适于老人、虚人及产后便秘者，用法与生品相同。

炮制方法

序号	炮制品	炮制方法
1	郁李仁	除去杂质，用时捣碎
2	炒郁李仁	取净郁李仁，置炒制容器内，用文火加热，炒至表面深黄色，有香气逸出，取出，用时捣碎

Cè bǎi yè
Platycladi
Cacumen

侧柏叶

味苦、涩，性寒

归肺、肝、脾经

凉血止血、化痰止咳、生发乌发

侧柏叶始载于《名医别录》，其炮制首见于宋代《太平圣惠方》。《中国药典》（2015年版）载有侧柏叶和侧柏叶炭两种炮制品。

为柏科植物侧柏 *PLatycladus orientalis*（*L.*）*Franco* 的干燥枝梢和叶。多在夏、秋二季采收，除去粗梗及杂质，阴干切断。

侧柏叶
气清香，味苦涩、微辛

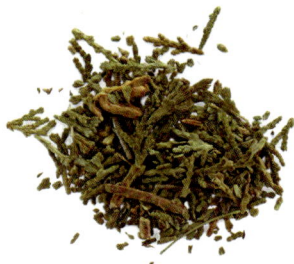

多分枝，小枝扁平，叶细小鳞片状，交互对生，贴伏于枝上，深绿色或黄绿色，质脆，易折断。

炮制作用：生品力较猛，用于治疗肠燥便秘、水肿胀满。

侧柏炭
气香，味微苦、涩，质脆

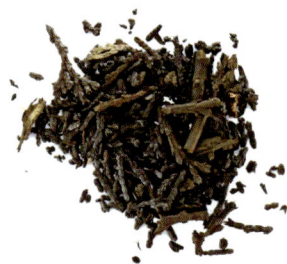

表面黑褐色，易折断，断面焦黄色。

炮制作用：炒后可缓和寒凉之性，增强止血作用，用于治疗热邪不盛的各种出血性病证。

炮制方法

序号	炮制品	炮制方法
1	侧柏叶	取原药材，除去硬梗及杂质
2	侧柏炭	取净侧柏叶，置炒制容器内，用武火炒至表面黑褐色，内部焦黄色，喷淋少许清水，灭尽火星，取出，晾凉

Rǔ xiāng
Olibanum

乳香

活血定痛、消肿生肌

归心、肝、脾经

味辛、苦，性温

乳香始载于《名医别录》，其炮制首见于唐代《经效产宝》。《中国药典》（2015年版）载有醋乳香一种炮制品。

为橄榄科植物卡氏乳香树 *Boswellia carterii* Birdw. 及同属植物鲍达乳香树 *Boswellia bhaw-dajiana* Birdw. 皮部渗出的干燥油胶树脂。春、夏两季均可采收。采收时将树干的皮部由下向上顺序切伤，使树脂从伤口渗出，数天后凝成块状即可采收。

各
论

乳香
有黏性，气香，味苦辛，质坚脆

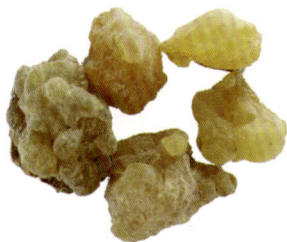

表面黄棕色，半透明或不透明，稍有光泽，附有白色粉尘。

炮制作用：生品气味辛烈，对胃有较强的刺激性，容易引起呕吐，但生品活血消肿、止痛力强，多用于治疗瘀血肿痛或外用。

醋乳香
略有醋气，显油亮光泽

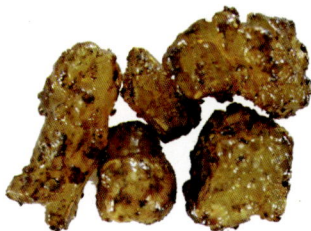

表面深黄色。

炮制作用：炙后能增强其活血止痛、收敛生肌的作用，且除去部分挥发油，缓和刺激性，矫正其不良气味，利于服用，便于粉碎，用于治疗心腹疼痛、痈疽肿痛。

117

炒乳香

具特异香气，质坚脆

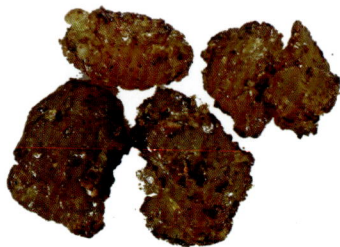

表面油黄色，微透明。

炮制作用：炒后作用与醋乳香基本相同，但偏于活血，用于治疗产后瘀滞不净、攻刺心腹作痛等。

炮制方法

序号	炮制品	炮制方法
1	乳香	取原药材，除去杂质，将大块者砸碎
2	醋乳香	取大小一致的净乳香，置炒制器具内，文火加热，炒至冒烟，表面微熔，喷淋定量的醋，边喷边炒至表面呈油亮光泽时，取出，摊开晾凉。每100kg净乳香用米醋5kg
3	炒乳香	取大小一致的净乳香，置炒制器具内，用文火加热，炒至冒烟，表面熔化显油亮光泽时，取出，摊开晾凉

Zé xiè
Alismatis
Rhiaoma

泽泻

味甘、淡，性寒

归肾、膀胱经

利水渗湿、泄热、化浊降脂

泽泻始载于《神农本草经》，其炮制首见于南北朝《雷公炮炙论》。《中国药典》（2015年版）载有泽泻和盐泽泻两种炮制品。

为泽泻科植物泽泻 *Alisma orientale* (*Sam.*) Juzep. 的干燥块茎。冬季茎叶开始枯萎时采挖，洗净，干燥，除去须根及粗皮。

泽泻
气微，味微苦

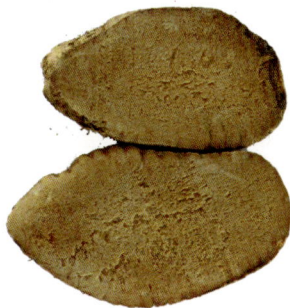

盐泽泻
略有焦香气，味微咸

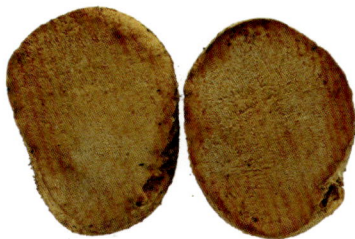

呈圆形或椭圆形厚片。外表皮黄白色或淡黄棕色。切面黄白色，粉性，有多数细孔。

炮制作用：生品以利水渗湿为主，用于治疗小便不利、水肿、淋浊、湿热黄疸、湿热带下等。

表面淡黄棕色或黄褐色，偶见焦斑。

炮制作用：炙后引药下行，并能增强滋阴、泄热、利尿作用，利尿而不伤阴，用于治疗小便淋沥、腰部重痛等。

各论

119

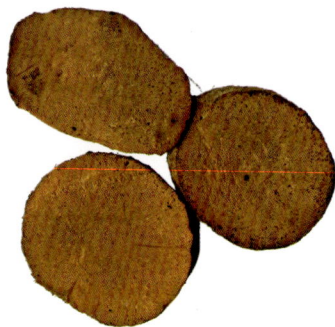

麸炒泽泻
微有焦香气

表面黄色，略见焦斑。

炮制作用：炒后缓和寒性，以渗湿和脾、降浊升清为主，用于治疗脾虚泄泻、痰湿眩晕等。

炮制方法

序号	炮制品	炮制方法
1	泽泻	取原药材，除去杂质，大小分档，洗净，润透，切厚片，干燥，筛去碎屑
2	盐泽泻	取净泽泻片，用盐水拌匀，闷润至盐水被吸尽，置炒制器具内，文火炒至微黄色，取出晾凉，筛去碎屑。每100kg净泽泻片用食盐2kg
3	麸炒泽泻	将麸皮撒入热锅中，用中火加热，待冒浓烟时投入泽泻片，翻炒至药物呈黄色时取出，筛去麸皮，晾凉。每100kg净泽泻片用麸皮10kg

Zhēn zhū
Margarita

珍珠

味甘、咸，性寒

归心、肝经

安神定惊、明目消翳、解毒生肌

珍珠始载于《日华本草》，其炮制首见于唐代《千金翼方》。《中国药典》（2015年版）载有珍珠和珍珠粉两种炮制品。

为珍珠贝科动物乌氏珍珠贝 *Pteria martensii*（Dunker）、蚌科动物三角帆蚌 *Hyriopsis cumingii*（Lea）或褶纹冠蚌 *Cristaria plicata*（Leach）等双壳类动物受刺激形成的珍珠。自动物体内取出，洗净，干燥。

珍珠
气微，味淡，质坚硬

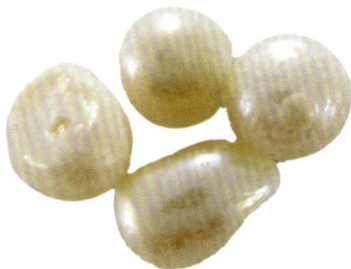

呈类球形、长圆形、卵圆形或棒形，直径 1.5 ～ 8mm。表面类白色、浅粉红色、浅黄绿色或浅蓝色，半透明，光滑或微有凹凸，具特有的彩色光泽。破碎面显层纹。

炮制作用：具有安神定惊、明目消翳、解毒生肌的作用，可用于治疗惊悸失眠、惊风癫痫、目生云翳、疮疡不敛。

珍珠粉
气微腥，味微咸，尝之无渣，质重

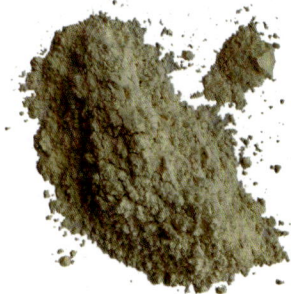

为白色粉末，无光点。

炮制作用：珍珠质地坚硬，不溶于水，用豆腐煮制，令其洁净，水飞成极细粉后易被人体吸收。

炮制方法

序号	炮制品	炮制方法
1	珍珠	取原药材，洗净，晾干
2	珍珠粉	取原药材，洗净污垢，用纱布包好，再用豆腐置砂锅或铜锅内。一般300g珍珠用两块250g重的豆腐，下垫一块，上盖一块，加饮用水淹没豆腐1寸左右，煮制2小时，至豆腐呈蜂窝状为止。取出，去除豆腐，用饮用水洗净晒干，研细过筛，水飞至舌舔无渣感为度。取出，晒干或烘干，研细

Zhēn zhū mǔ
Margaritifera
Concha

珍珠母

味咸，性寒

归肝、心经

平肝潜阳、明目退翳、安神定惊、

珍珠母始载于《本草图经》，《中国药典》（2015年版）载有生花椒和炒花椒两种炮制品。

为蚌科动物三角帆蚌 *Hyriopsis cumingii* (lea)、褶纹冠蚌 *Cristaria plicata* (Leach) 或珍珠贝科动物马氏珍珠贝 *Pteria martensis* (Dunker) 的贝壳。去肉，洗净，干燥。

珍珠母

味淡，气微腥，质硬而重

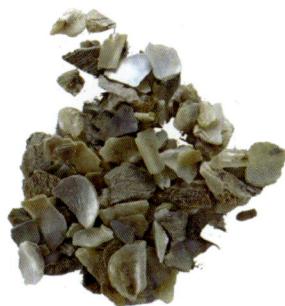

为不规则碎块状，白色或灰白色，有光泽。

炮制作用：生品长于平肝潜阳、定惊安神，用于治疗头痛眩晕、惊悸失眠、目赤翳障、视物昏花。

煅珍珠母

无臭，味咸，质酥脆易碎

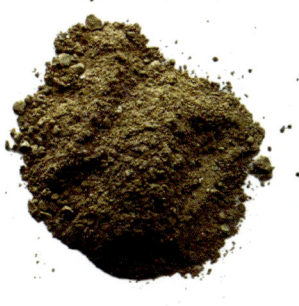

为不规则细块或粉状，青灰色，微显光泽或消失。

炮制作用：煅后长于收涩制酸，质地酥脆，细研吞服，能治胃酸过多，还可治疗湿疮、吐血、崩漏。

炮制方法

序号	炮制品	炮制方法
1	珍珠母	取原药材，除去杂质及灰屑，打碎
2	煅珍珠母	取净珍珠母，置于适宜的耐火容器内，用武火煅至质地酥脆，取出，放凉，打碎或碾粉

123

Jīng jiè
Schizonepetae Herba

荆芥

味辛，性微温

归肺、肝经

解表散风、透疹、消疮

荆芥始载于《神农本草经》，其炮制首见于宋代《普济本事方》。《中国药典》（2015 年版）载有荆芥和荆芥炭两种炮制品。

为唇形科植物荆芥 *Schizonepeta tenuifolia* Briq. 的干燥地上部分。夏、秋二季花开到顶、穗绿时采割，除去杂质，晒干。

中药传统炮制图鉴

荆芥
气芳香，味微涩而辛凉

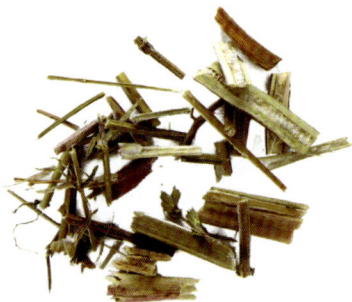

茎呈方柱形，上部有分枝，长 50～80cm，直径 0.2～0.4cm；表面淡黄绿色或淡紫红色，被短柔毛；体轻，质脆，断面类白色。叶对生，多已脱落，叶片 3～5 羽状分裂，裂片细长。穗状轮伞花序顶生，长 2～9cm，直径约 0.7cm。花冠多脱落，宿萼钟状，先端 5 齿裂，淡棕色或黄绿色，被短柔毛，小坚果棕黑色。

炮制作用：生品长于疏散风热、利咽喉、清头目，多用于治疗感冒、头痛、风疹、麻疹、疮疡初起。

荆芥炭
略具香气，味苦而辛

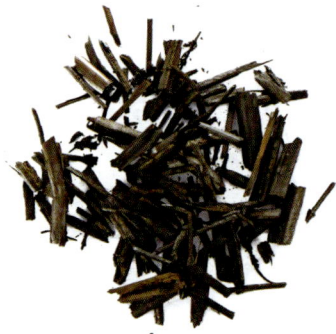

呈不规则段，长 5mm。全体黑褐色。茎方柱形，体轻，质脆，断面焦褐色。叶对生，多已脱落。花冠多脱落，宿萼钟状。

炮制作用：炒后辛散之性减弱，具有收敛止血的作用，多用于治疗便血、崩漏、产后血晕。

124

炮制方法

序号	炮制品	炮制方法
1	荆芥	取原药材，除去杂质，喷淋清水，洗净，润透，于50℃烘1小时，切段，干燥
2	荆芥炭	取荆芥段，照炒炭法炒至表面焦黑色，内部焦黄色，喷淋清水少许，熄灭火星，取出，晾干

各论

茜草

Qiàn cǎo
Rubiae Radix Et
Rhizome

味苦，性寒

归肝经

凉血、祛瘀、止血、通经

茜草始载于《神农本草经》，其炮制首见于南北朝《雷公炮炙论》。《中国药典》（2015年版）载有茜草和茜草炭两种炮制品。

为茜草科植物茜草 *Rubia cordifolia* L. 的干燥根和根茎。春、秋二季采挖，除去泥沙，干燥。

茜草

气微，味微苦，久嚼刺舌

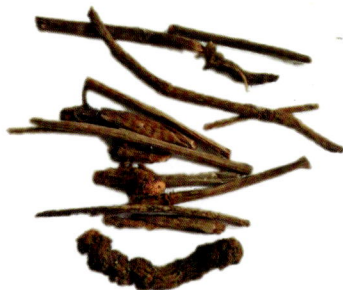

根茎呈结节状，丛生粗细不等的根。根呈圆柱形，略弯曲，长10～25cm，直径0.2～1cm；表面红棕色或暗棕色，具细纵皱纹和少数细根痕。皮部脱落处呈黄红色。质脆，易折断，断面平坦皮部狭，紫红色，木部宽广，浅黄红色，导管孔多数。

炮制作用：生品以活血祛瘀、清热凉血为主，也能止血，用于治疗瘀阻经闭、关节痹痛、跌仆肿痛、血热所致的各种出血病证。

茜草炭

气微，味苦、涩

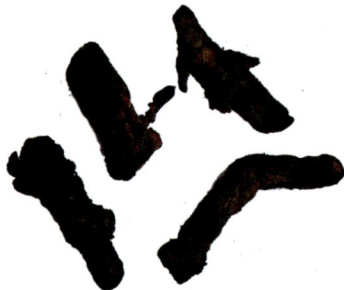

表面黑褐色，内部棕褐色。

炮制作用：炒后寒性减弱，止血作用增强，用于治疗各种出血病证。

炮制方法

序号	炮制品	炮制方法
1	茜草	取原药材，除去残茎及杂质，洗净，润透、切厚片或段，干燥后筛去碎屑
2	茜草炭	取净茜草片或段，置已预热的炒制器具中，武火加热，炒至表面焦黑色，有火星时及时喷淋适量饮用水，熄灭火星，略炒，取出晾凉，筛去碎屑

各论

Cǎo wū
Aconiti Kus-
nezoffii Radix

草乌

味辛、苦，性热，有大毒

祛风除湿、温经止痛

归心、肝、脾、肾经

草乌始载于《药谱》，其炮制首见于唐代《仙授理伤续断秘方》。《中国药典》（2015 年版）载有生草乌和制草乌两种炮制品。

为毛茛科植物北乌头 *Aconitum kusnezoffii* Reichb. 的干燥块根。秋季茎叶枯萎时采挖，除去须根及泥沙，干燥。

生草乌
气微，味辛辣、麻舌

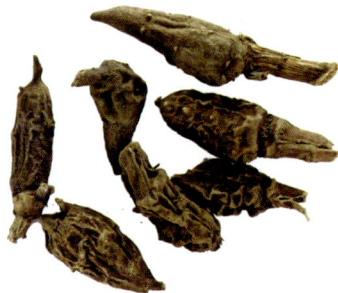

呈不规则长圆锥形，略弯曲，长 2～7cm，直径 0.6～1.8cm。顶端常有残茎和少数不定根残基，有的顶端一侧有一枯萎的芽，一侧有一圆形或扁圆形不定根残基。表面灰褐色或黑棕褐色，皱缩，有纵皱纹、点状须根痕及数个瘤状侧根。质硬，断面灰白色或暗灰色，有裂隙，形成层环纹多角形或类圆形，髓部较大或中空。

炮制作用：生品有大毒，多作外用，用于治疗喉痹、痈疽、疔疮、瘰疬。

制草乌
气微，味微辛辣，稍有麻舌感

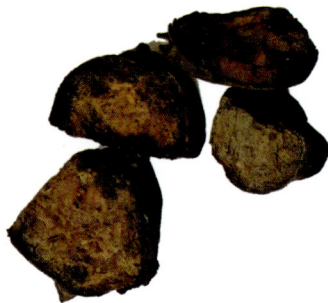

呈不规则圆形或近三角形的片。表面黑褐色，有灰白色多角形成层环和点状维管束，并有空隙，周边皱缩或弯曲。质脆。

炮制作用：制后毒性降低，可供内服，用于治疗风寒湿痹、关节疼痛、心腹冷痛、寒疝作痛等。

炮制方法

序号	炮制品	炮制方法
1	生草乌	取原药材，除去杂质，洗净，干燥
2	制草乌	取净草乌，大小分开，用水浸泡至内无干心，取出，加水煮沸 4～6 小时或（蒸 6～8 小时），至取大个及实心者切开内无白心，口尝微有麻舌感时，取出，晾至六成干后切薄片，干燥，筛去碎屑

草果
Cǎo guǒ
Tsaoko Fructus

味辛，性温

归脾、胃经

燥湿温中、截疟除痰

草果始载于《饮膳正要》,《中国药典》2015 年版载有草果和炒草果两种炮制品。

为姜科植物草果 *Amomum tsao-ko Crevost et Lemaire* 的干燥成熟果实。秋季果实成熟时采收，除去杂质，晒干或低温干燥。

草果
有特异香气，味辛、微苦

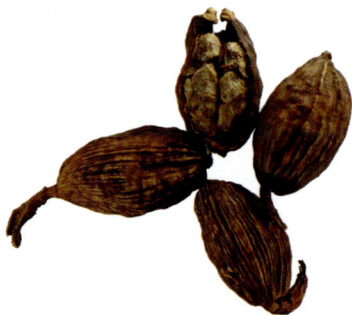

　　呈长椭圆形，具三钝棱，长 2 ～ 4cm，直径 1 ～ 2.5cm。表面灰棕色至红棕色，具纵沟及棱线，顶端有圆形突起的柱基，基部有果梗或果梗痕。果皮质坚韧，易纵向撕裂。剥去外皮，中间有黄棕色隔膜，将种子团分成 3 瓣，每瓣有种子多为 8 ～ 11 粒。种子呈圆锥状多面体，直径约 5mm；表面红棕色，外被灰白色膜质的假种皮，种脊为一条纵沟，尖端有凹状的种脐；质硬，胚乳灰白色。

　　炮制作用：生品辛温燥烈，长于燥湿散寒、除痰截疟，用于治疗疟疾寒热、寒湿困脾、脘腹胀痛、痞满呕吐、瘟疫发热。

炒草果
有特异香气，味辛辣、微苦

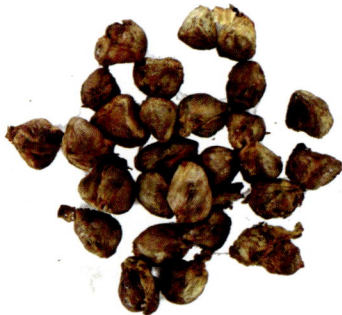

　　果仁表面棕褐色，略有焦斑，鼓起。

　　炮制作用：炙后可缓和燥烈之性，长于温中止呕，用于治疗寒湿阻滞脾胃、脘腹胀满疼痛、呕吐。

炮制方法

序号	炮制品	炮制方法
1	草果	取原药材，洗净，干燥，用时捣碎
2	炒草果	取草果，照清炒法炒至焦黄色并微鼓起，去壳，取仁，用时捣碎

各
论

茺蔚子

Chōng wèi zǐ
Leonuri Fructus

味辛、苦，性微寒

归心包、肝经

活血调经、清肝明目

茺蔚子始载于《神农本草经》，其炮制首见于宋代《产育宝庆集》。《中国药典》（2015年版）载有茺蔚子和炒茺蔚子两种炮制品。

为唇形科植物益母草 Leonurus japonicus Houtt. 的干燥成熟果实。秋季果实成熟时采割地上部分，晒干，打下果实，除去杂质。

茺蔚子
气微，味苦，富油性

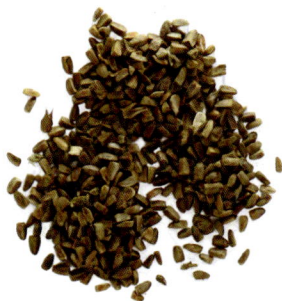

炒茺蔚子
具香气，质脆

呈三棱形，长2～3mm，宽约1.5mm。表面灰棕色至灰褐色，有深色斑点，一端稍宽，平截状，另一端渐窄而钝尖。果皮薄，子叶类白色。

炮制作用：生品长于清肝明目，多用于治疗目赤肿痛或目生翳膜。

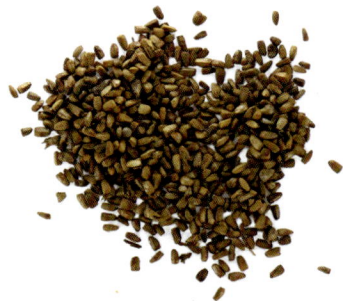

表面微鼓起，色泽加深。

炮制作用：炒后质脆易碎，易于煎出有效成分，寒性减弱，长于活血调经，可用于治疗月经不调、经闭、痛经、产后瘀血腹痛等。

炮制方法

序号	炮制品	炮制方法
1	茺蔚子	取原药材，洗净，除去杂质，干燥
2	炒茺蔚子	取净茺蔚子，置预热炒制容器内，用文火加热，炒至有爆声，微隆起，颜色加深，内部黄色，逸出香气时，取出晾凉

zhǐ qiào
Aurantii Fructus

枳壳

味苦、辛、酸，性温

理气宽中、行滞消胀
归脾、胃经

枳壳始载于《神农本草经》，其炮制首见于南北朝刘宋时期《雷公炮炙论》。《中国药典》2015年版载有枳壳和麸炒枳壳两种炮制品。

为芸香科植物酸橙 *Citrus aurantium* L. 及其栽培变种的干燥未成熟果实。7月果皮尚绿时采收，自中部横切为两半，晒干或低温干燥。

各论

枳壳
气清香，味苦、微酸，质坚硬

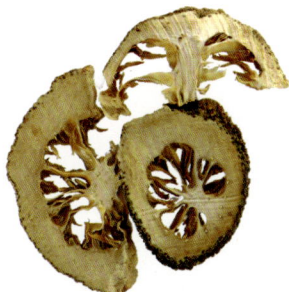

呈半球形，直径3～5cm。外果皮棕褐色至褐色，有颗粒状突起，突起的顶端有凹点状油室；有明显的花柱残迹或果梗痕。切面中果皮黄白色，光滑而稍隆起，厚0.4～1.3cm，边缘散有1～2列油室，瓤囊7～12瓣，少数至15瓣，汁囊干缩呈棕色至棕褐色，内藏种子。

麸炒枳壳
气香，味较弱

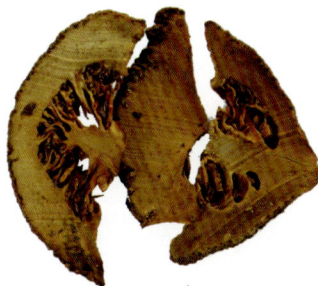

切面黄褐色，形如枳壳片，色较深，偶有焦斑。

炮制作用：炒后可降低其刺激性、缓和燥性和酸性、增强健胃消胀作用，用于治疗宿食停滞、呕逆嗳气，适宜治疗年老体弱而气滞者。

炮制方法

序号	炮制品	炮制方法
1	枳壳	取原药材，除去杂质，洗净，润透，切薄片，干燥后筛去碎落的瓤核
2	麸炒枳壳	取麦麸，撒在热锅中，加热至冒烟时，加入枳壳片，迅速翻动，用中火炒至色变深，取出，筛去麸皮，晾凉。每100kg枳壳片，用麦麸10kg

Bǎi zǐ rén
Platycladi
Semen

柏子仁

味甘，性平

归心、肾、大肠经

养心安神、润肠通便、止汗

柏子仁始载于《神农本草经》，其炮制首见于南北朝《雷公炮炙论》。《中国药典》（2015年版）载有柏子仁和柏子仁霜两种炮制品。

为柏科植物侧柏 Platycladus orientalis（L.）Franco 的干燥成熟种仁。秋、冬二季采收成熟种子，晒干，除去种皮，收集种仁。

柏子仁
气微香，味淡，质软，富油性

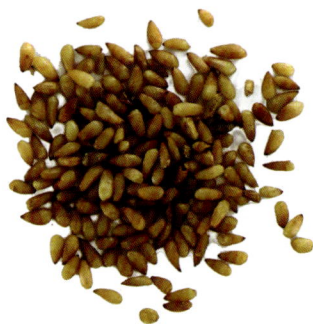

呈长卵形或长椭圆形，长4～7mm，直径1.5～3mm。表面黄白色或淡黄棕色，外包膜质内种皮，顶端略尖，有深褐色的小点，基部钝圆。

炮制作用：生品长于润肠通便、养心安神，常用于治疗肠燥便秘。但生品气味不佳，易致恶心或呕吐。

柏子仁霜
微显油性，气微香

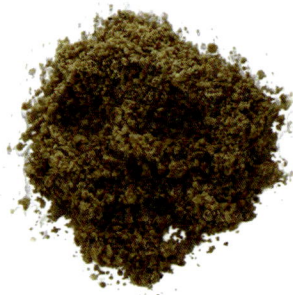

为均匀、疏松的淡黄色粉末，微显油性，气微香。

炮制作用：制霜后可消除呕吐和滑肠致泻的副作用，适用于治疗心神不宁、失眠健忘而又大便溏泄者。

炒柏子仁

具有焦香气

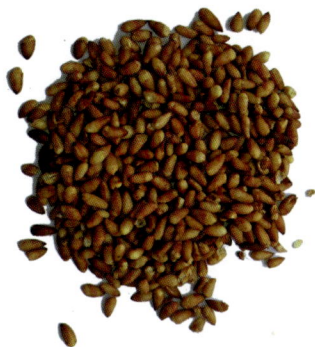

果仁表面棕褐色，略有焦斑，鼓起。

炮制作用：炒后可缓和泻下及呕吐的副作用，适用于治疗脾胃虚弱患者，常用于治疗心烦失眠、心悸怔忡、阴虚盗汗。

炮制方法

序号	炮制品	炮制方法
1	柏子仁	取原药材，除净杂质及残留的种皮
2	柏子仁霜	取净柏子仁碾成泥状，用布（量少时可用数层吸油纸）包严，蒸热或烘热后压榨去油，如此反复操作，至药物松散不再粘结成饼时，取出碾细
3	炒柏子仁	取净柏子仁，置已预热的炒制器具内，文火炒至油黄色，有香气逸出时，取出，晾凉

栀子

Zhī zǐ
Gardeniae Fruc-
tus

味苦，性寒

归心、肺、三焦经

泻火除烦、清热利湿、凉血解毒

栀子始载于《神农本草经》，其炮制首见于晋代《肘后备急方》。《中国药典》（2015 年版）载有栀子、焦栀子两种炮制品。

为茜草科植物栀子 *Gardenia jasminoides* Ellis 的干燥成熟果实。9 ～ 11 月果实成熟呈红黄色时采收，除去果梗和杂质，蒸至上气或置沸水中略烫，取出，干燥。

栀子
味微酸而苦

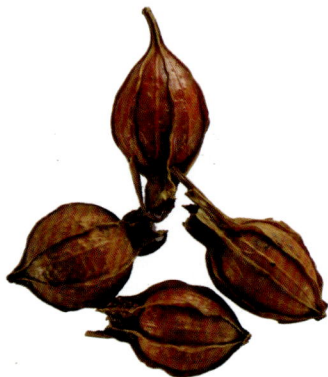

呈长卵圆形或椭圆形。表面红黄色或棕红色，果皮薄而脆，略有光泽；内表面色较浅，有光泽，具假隔膜。种子扁卵圆形，深红色或红黄色，表面密具细小疣状突起。

炮制作用：生品善于泻火利湿、凉血解毒，常用于治疗热病心烦、湿热黄疸、湿热淋证、火毒疮疡及火邪炽盛的目赤肿痛。

炒栀子
气微，味微酸而苦

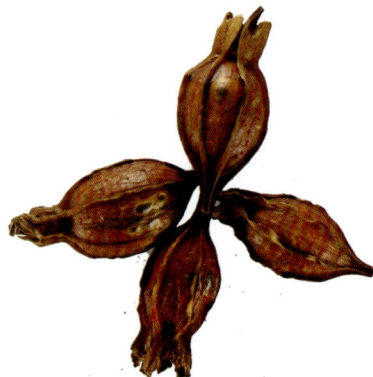

黄褐色。

炮制作用：炒黄后能缓和苦寒性，消除其副作用，其功用与栀子相同，常用于治疗热郁心烦和肝热目赤。

焦栀子

味苦涩

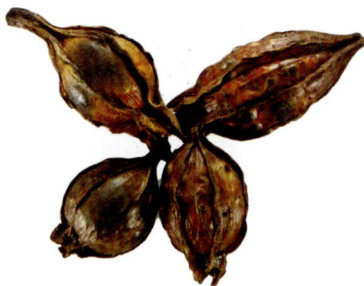

表面焦褐色或焦黑色。果皮内表面棕色。种子表面为黄棕色或棕褐色。

炮制作用：苦寒之性弱于炒栀子，功偏凉血止血，用于治疗血热吐衄、尿血、崩漏等。

炮制方法

序号	炮制品	炮制方法
1	栀子	取原药材，除去杂质，碾碎
2	炒栀子	取栀子，用文火炒至黄褐色，取出，放凉
3	焦栀子	取栀子，或碾碎，用中火炒至表面焦褐色或焦黑色，果皮内表面和种子表面为黄棕色或棕褐色，取出，放凉

hòu pò
Magnoliae Offi-
cinalis Cortex

厚朴

燥湿消痰、下气除满

归脾、胃、肺、大肠经

味苦、辛，性温

厚朴始载于《神农本草经》，其炮制首见于《伤寒论》。《中国药典》（2015 年版）载有厚朴和姜厚朴两种炮制品。

为木兰科植物厚朴 Magnolia officinalis Rehd. et Wils. 或凹叶厚朴 Magnolia officinalis Rehd. et Wils. var. biloba Rehd. et Wils. 的干燥干皮、根皮及枝皮。4～6 月剥取，根皮及枝皮直接阴干，干皮置沸水中微煮后，堆置阴湿处，"发汗"至内表面变紫褐色或棕褐色时，蒸软，取出，卷成筒状，干燥。

厚朴
气香，味辛辣、微苦

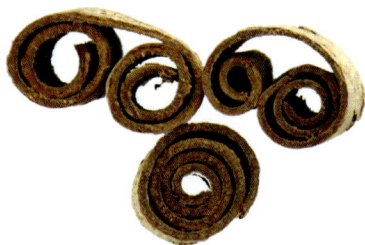

呈弯曲的丝条状或单、双卷筒状。外表面灰褐色，有时可见椭圆形皮孔或纵皱纹。内表面紫棕色或深紫褐色，较平滑，具细密纵纹，划之显油痕。切面颗粒性，有油性，有的可见小亮星。

炮制作用：生品辛辣峻烈，对咽喉有刺激性，故一般内服不用生品。

姜厚朴
略有姜辣气

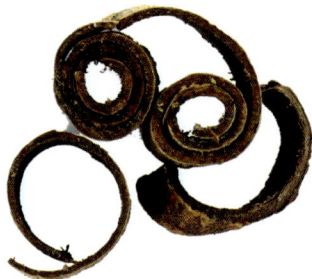

颜色加深。

炮制作用：炙后能消除对咽喉的刺激性，并可增强宽中和胃的作用。

炮制方法

序号	炮制品	炮制方法
1	厚朴	取原药材，刮去粗皮，洗净，润透，切丝，干燥，筛去碎屑
2	姜厚朴	①取厚朴丝，加姜汁拌匀，闷润至姜汁被吸尽，置炒制器具内，文火炒干，取出晾凉，筛去碎屑。②取生姜切片，加水煮汤，另取刮净粗皮的厚朴，扎成捆，置姜汤中，文火加热，煮至姜液被吸尽，取出，切丝，干燥，筛去碎屑。每100kg净厚朴用生姜10kg

各论

shā rén
Amomi Fructus

砂仁

味辛，性温

化湿开胃、温脾止泻、理气安胎归脾、胃、肾经

砂仁始载于《药性本草》，其炮制首见于宋代《太平圣惠方》。《中国药典》（2015年版）载有砂仁一种炮制品。

为姜科植物阳春砂 *Amomum villosum* Lour.、绿壳砂 *Amomum villosum* Lour.var. *xanthioides* T. L. Wu et Senjen 或海南砂 *Amomum longiliguare* T. L. Wu 的干燥成熟果实。夏、秋间果实成熟时采收，晒干或低温干燥。

砂仁
气芳香浓烈，味辛凉、微苦

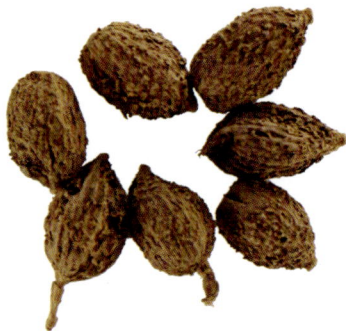

盐砂仁
辛香气略减，味微咸

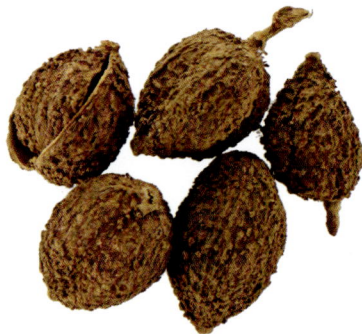

阳春砂、绿壳砂为椭圆形或卵圆形，有不明显的三棱。表面棕褐色，密生刺状突起。果皮薄而软。种子集结成团，具三钝棱，种子为不规则的多面体，表面棕红色或暗褐色，有细皱纹。海南砂为长椭圆形或卵圆形，有明显的三棱。表面被片状、分枝的软刺，果皮厚而硬。

炮制作用：生品辛香，长于化湿行气、醒脾和胃，用于治疗脾胃湿阻气滞、脘痞不饥、脾胃虚寒、呕吐泄泻等。

颜色加深。

炮制作用：炙后辛燥之性略减，温而不燥，并能引药下行、温肾缩尿，用于治疗胎动不安、妊娠恶阻、小便频数、遗尿等。

炮制方法

序号	炮制品	炮制方法
1	砂仁	取原药材，除去杂质，用时捣碎
2	盐砂仁	取净砂仁，用盐水拌匀，闷润，待盐水被吸尽后，置炒制器具内，用文火炒干，取出，晾凉，筛去碎屑。每100kg 净砂仁用食盐 2kg

各论

牵牛子

qiān niú zǐ
Pharbitidis Semen

泻水通便、消涤痰饮、杀虫攻积

味苦，性寒，有毒

归肺、肾、大肠经

牵牛子始载于《名医别录》，其炮制首见于南北朝《雷公炮炙论》。《中国药典》（2015 年版）载有牵牛子和炒牵牛子两种炮制品。

为旋花科植物裂叶牵牛 *Pharbitis nil* (L.) Choisy 或圆叶牵牛 *Pharbitis purpurea* (L.) Voigt 的干燥成熟种子。秋末果实成熟、果壳未开裂时采割植株，晒干，打下种子，除去杂质。

牵牛子
气微，味辛、苦，有麻感，微显油性

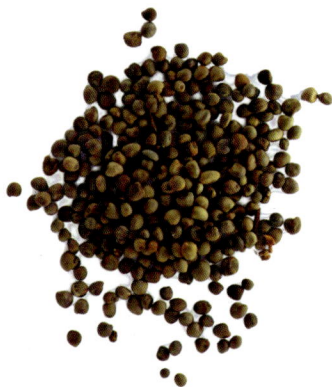

似橘瓣状，长 4～8mm，宽 3～5mm。表面灰黑色或淡黄白色，背面有一条浅纵沟，腹面棱线的下端有一点状种脐，微凹，质硬，横切面可见淡黄色或黄绿色皱缩折叠的子叶。

炮制作用：生品长于逐水消肿、杀虫攻积，用于治疗水肿胀满、二便不通、虫积腹痛等。

炒牵牛子
微具香气

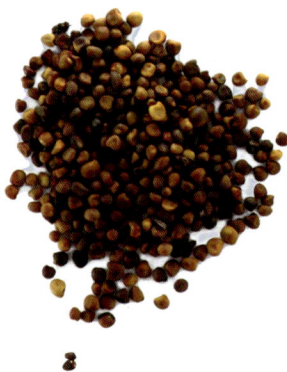

表面黑褐色或黄棕色，稍鼓起。

炮制作用：炒后能降低毒性，缓和药性，免伤正气。且质地酥脆，易于粉碎和煎出有效成分。以涤痰饮、消积滞见长，用于治疗痰饮喘咳、饮食积滞、水肿胀满或虫积而体质较差者。

炮制方法

序号	炮制品	炮制方法
1	牵牛子	取原药材，去除杂质，洗净，干燥，用时捣碎
2	炒牵牛子	取净牵牛子，置已预热的炒制器具中，用文火加热，炒至鼓起有爆裂声，并逸出固有气味时，取出晾凉，筛去碎屑，用时捣碎

各
论

gǔ suì bǔ
Drynariae Rhi-
zoma

骨碎补

味苦，性温

归肾、肝经

补肾强骨、续伤止痛

骨碎补始载于《本草拾遗》，其炮制首见于南北朝刘宋时代《雷公炮炙论》。《中国药典》（2015年版）载有骨碎补和烫骨碎补两种炮制品。

为水龙骨科植物槲蕨 Drynaria fortunei（kunze）J.Sm. 的干燥根茎。全年均可采挖，除去泥沙，干燥，或再燎去茸毛（鳞片）。

骨碎补
气微，味淡、微涩

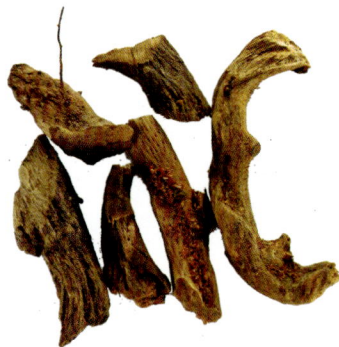

烫骨碎补
质轻、酥松

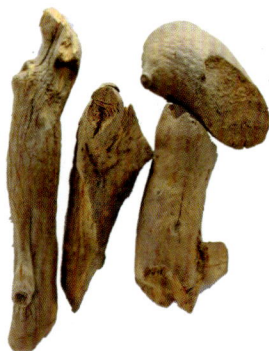

为不规则厚片。表面深棕色至棕褐色，常残留细小棕色的鳞片，有的可见圆形的叶痕。切面红棕色，黄色的维管束点状排列成环。

炮制作用：生品密被鳞叶，不易除净，且质地坚硬而韧，不利于粉碎或煎煮。临床多用其制品。

体膨大鼓起。

炮制作用：炒后质地松脆，易于除去鳞叶，便于调剂和制剂，利于煎出有效成分，以补肾强骨、续伤止痛见长，用于治疗肾虚腰痛、耳鸣耳聋、牙齿松动、跌仆闪挫、筋骨折伤；外治斑秃、白癜风。

炮制方法

序号	炮制品	炮制方法
1	骨碎补	取原药材，除去杂质，洗净，润透，切厚片，干燥，筛去碎屑
2	烫骨碎补	将砂置炒制器具内，用武火加热，炒至滑利、灵活状态，投入净骨碎补片，翻埋烫炒至鼓起，筛去砂，晾凉，撞去毛

Xiāng fù
Cyperi Rhizoma

香附

味辛、微苦、微甘，性平

行气解郁、调经止痛
归肝、脾、三焦经

香附始载于《名医别录》，其炮制首见于唐代《仙授理伤续断秘方》。《中国药典》（2015年版）载有香附和醋香附两种炮制品。

为莎草科植物莎草 *Cyperus rotundus* L. 的干燥根茎。秋季采挖，燎去毛须，置沸水中略煮或蒸透后晒干，或燎后直接晒干。

香附
气香，味微苦

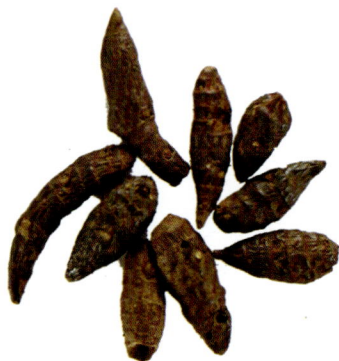

醋香附
微有醋香气，味微苦

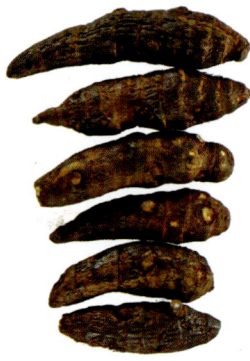

为不规则厚片或颗粒状。外表皮棕褐色或黑褐色，有时可见环节。切面色白或黄棕色，质硬，内皮层环纹明显。

炮制作用：生品以理气解郁为主，用于治疗胁肋疼痛、胸膈痞闷等。

表面黑褐色。

炮制作用：制后专入肝经，增强疏肝止痛作用，并能消积化滞，用于治疗寒凝气滞之胃脘疼痛、伤食腹痛等。

炮制方法

序号	炮制品	炮制方法
1	香附	取原药材，除去毛须及杂质，碾成绿豆大颗粒；或润透后切薄片，干燥，筛去碎屑
2	醋香附	①取净香附颗粒或片，加入定量醋拌匀，闷润至醋被吸尽后，置炒制器具内，文火加热，炒干，取出晾凉，筛去碎屑。②取净香附，加入定量的醋，再加与醋等量的水，共煮至醋液被基本吸尽，再蒸5小时，闷润片刻，取出微晾，切薄片，干燥后筛去碎屑；或取出干燥后，碾成绿豆大颗粒。每100kg净香附用米醋20kg

各论

Lái fú zǐ
Raphani Semen

莱菔子

味辛、甘，性平

归肺、脾、胃经

消食除胀、降气化痰

莱菔子始载于《日华子本草》，其炮制首见于宋代《太平圣惠方》。《中国药典》（2015年版）载有莱菔子和炒莱菔子两种炮制品。

本品为十字花科植物萝卜 *Raphanus sativus* L. 的干燥成熟种子。夏季果实成熟时采割植株，晒干，搓出种子，除去杂质，再晒干。

莱菔子
气微，味淡、微苦辛，有油性

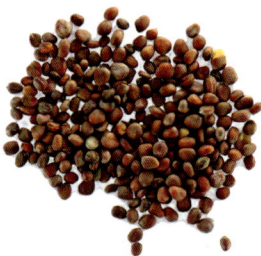

炒莱菔子
质酥脆，气微香

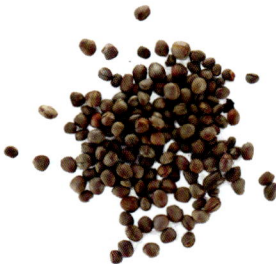

呈类卵圆形或椭圆形，稍扁，长25～4mm，宽2～3mm。表面黄棕色、红棕色或灰棕色。一端有深棕色圆形种脐，一侧有数条纵沟。种皮薄而脆，子叶2，黄白色。

炮制作用：生品能升能散，长于涌吐风痰，用于治疗痰壅喘咳。

形如莱菔子，表面微鼓起，色泽加深。

炮制作用：炒后药性缓和，易于粉碎和煎出有效成分，产生香气，避免患者服后恶心等副作用，并长于消食除胀、降气化痰，多用于治疗饮食停滞、积滞泻痢、脘腹胀痛、咳嗽喘逆等。

🏷 炮制方法

序号	炮制品	炮制方法
1	莱菔子	取原药材，除去杂质，干燥，用时捣碎
2	炒莱菔子	取净莱菔子，置已预热的炒制器具中，用文火加热，炒至种子鼓起，色泽加深，有爆裂声，并逸出固有气味时，取出晾凉，筛去碎屑，用时捣碎

Lián zǐ
Nelumbinis
Semen

莲子

益肾固精、补脾止泻、养心安神

归脾、肾、心经

气微，味微甘、微涩

莲子始载于《神农本草经》,《中国药典》（2015 年版）载有莲子和莲子心两种炮制品。

为睡莲科植物莲 *Nelumbo nucifera* Gaertn. 的干燥成熟种子。秋季果实成熟时采割莲房，取出果实，除去果皮，干燥。

莲子
味甘、微涩

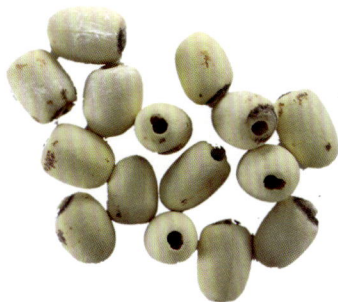

呈半椭圆形，中心有凹槽。外表面棕红色或黄棕色，肉白色。

炮制作用：生品性平偏凉，长于养心安神，用于治疗虚烦、惊悸、失眠。

炒莲子
有香气

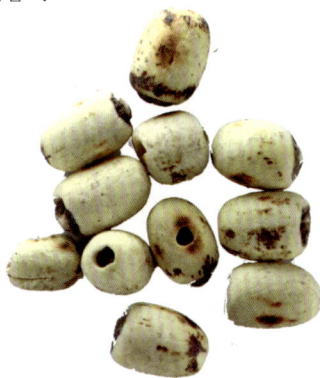

外表面颜色加深，内表面微黄色，略有焦斑。

炮制作用：炒后性平偏温，固涩作用增强，长于健脾止泻、补肾固精，用于治疗脾虚泄泻、肾虚遗精、妇女带下。

149

莲子心

气微，味苦

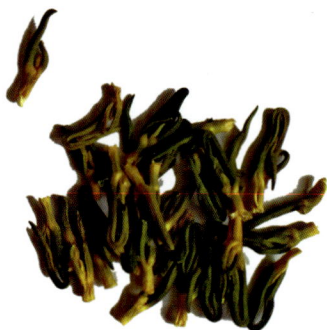

略呈细圆柱形，长 1 ～ 1.4cm，直径约 0.2cm。幼叶绿色，一长一短，卷成箭形，先端向下反折，两幼叶间可见细小胚芽。胚根圆柱形，长约3mm，黄白色。质脆，易折断，断面有数个小孔。

炮制作用：清心安神、交通心肾、涩精止血，用于治疗热入心包之神昏谵语，心肾不交之失眠遗精，以及血热吐血等。

炮制方法

序号	炮制品	炮制方法
1	莲子	取原药材，去净杂质，用温水略浸，捞出润软，剥开去心（另作药用），干燥
2	炒莲子	取净莲子肉，置炒制容器内，用文火加热，炒制表面颜色加深，内表面微黄色，有香气逸出，取出晾凉
3	莲子心	取原药材，略浸，润透，切开，取心，干燥

| Chái hú Bupleuri Radix | 味苦、性微寒 归肝、胆经 和解表里、疏肝、升阳 | 柴胡始载于《神农本草经》，其炮制首见于南北朝《雷公炮炙论》。《中国药典》（2015 年版）载有北（南）柴胡和醋北（南）柴胡两种炮制品。

为伞形科植物柴胡 *Bupleurum chinense* DC. 或狭叶柴胡 *Bupleurum scorzonerifolium* Willd. 的干燥根。按性状不同，分别习称"北柴胡"及"南柴胡"。春、秋二季采挖，除去茎叶及泥沙，干燥。 |

柴胡

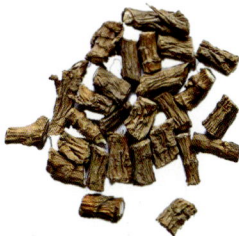

北柴胡为不规则厚片。外表皮黑褐色或浅棕色，具纵皱纹和支根痕。切面淡黄白色，纤维性，质硬。气微香，味微苦。南柴胡靠根头处多具细密环纹，周边红棕色或黑棕色，质稍软，易折断，断面略平坦，不显纤维性，具败油气。

炮制作用：生品升散作用较强，多用于治疗解表退热。

醋柴胡
微有醋香气，味微苦

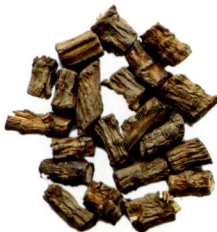

表面淡棕黄色。

炮制作用：制后能缓和其升散之性，增强疏肝止痛的作用，多用于治疗肝郁气滞的胁肋胀痛、腹痛和月经不调等。

各论

炮制方法

序号	炮制品	炮制方法
1	柴胡	取原药材，除去杂质及残茎、洗净，润透，切厚片，干燥，筛去碎屑
2	醋柴胡	取柴胡片，加入定量醋拌匀，闷润至醋被吸尽后，置炒制器具内，文火加热，炒干，取出晾凉，筛去碎屑。每 100kg 净柴胡片用米醋 20kg

Dǎng shēn
Codonopsis Radix

党参

味甘，性平

归脾、肺经

健脾益肺、养血生津

党参始载于《本草从新》，其炮制首见于清代《得配本草》。《中国药典》（2015 年版）载有党参和米炒党参两种炮制品。

为桔梗科植物党参 *Codonopsis pilosula*（Franch.）Nannf.、素花党参 *Codonopsis pilosula* Nannf.var.modesta（Nannf.）L.T.Shen 或川党参 *Codonopsis tangshen* Oliv. 的干燥根。秋季采挖，洗净，晒干。

党参
有特殊香气，味微甜

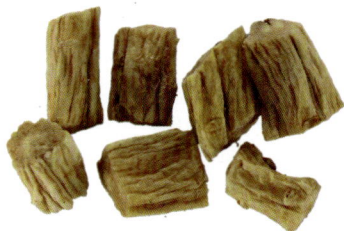

呈类圆形的厚片。外表皮灰黄色至黄棕色，有时可见根头部有多数疣状突起的茎痕和芽。切面皮部淡黄色至淡棕色，木部淡黄色，有裂隙或放射状纹理。

炮制作用：生品以益气生津力盛，用于治疗脾肺虚弱之气短心悸、食少便溏、虚喘咳嗽、内热消渴。

米炒党参
气微香，味甘，微苦，质硬而脆

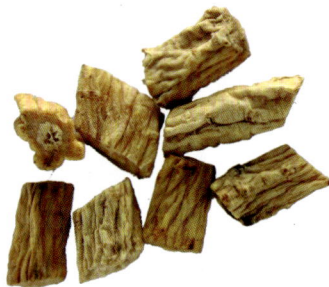

表面深黄色，偶有焦斑。

炮制作用：米炒后气变焦香，增强健脾止泻的作用，用于治疗脾胃虚弱之泄泻、脱肛等。

蜜党参
味甜，略有粘手感

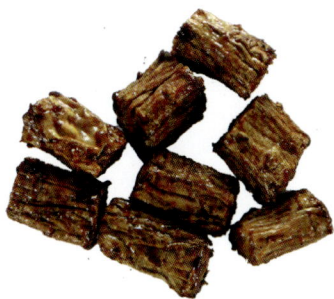

形如党参片，党参表面黄棕色，有光泽。

炮制作用：蜜炙后可增强补中益气、润燥养阴的作用，用于治疗气血两虚之证。

炮制方法

序号	炮制品	炮制方法
1	党参	取原药材，除去杂质，洗净，润透，切厚片，干燥，筛去碎屑
2	米炒党参	将米置已预热的炒制器具内，中火加热，炒至米冒烟时，投入净党参片，拌炒至党参呈深黄色时取出，筛去米，晾凉。每100kg净党参片用米20kg
3	蜜党参	取炼蜜用适量开水稀释，与净党参片拌匀，闷润至透，置炒制器具内，用文火加热，翻炒至党参呈黄棕色，不粘手时取出，晾凉，筛去碎屑。每100kg净党参片用炼蜜20kg

益母草

Yì mǔ cǎo
Leonuri Herba

味苦、辛，性微寒

归肝、心包、膀胱经

活血调经、利尿消肿、清热解毒

益母草始载于《神农本草经》。其炮制首见于唐代《新修本草》。《中国药典》（2015年版）载有鲜益母草、干益母草种炮制品。

为唇形科植物益母草 Leonurus ja ponicus Houtt. 的新鲜或干燥地上部分。鲜品春季幼苗期至初夏花前期采割；干品夏季茎叶茂盛、花未开或初开时采割，晒干，或切段晒干。

鲜益母草
气微，味微苦

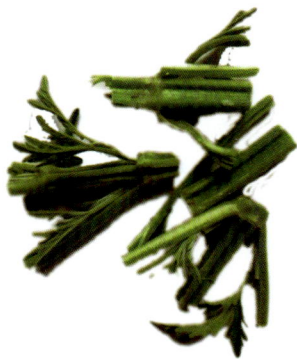

呈类圆形的厚片。外表皮灰黄色至黄棕色，有时可见根头部有多数疣状突起的茎痕和芽。切面皮部淡黄色至淡棕色，木部淡黄色，有裂隙或放射状纹理。

炮制作用：益母草临床多生用或鲜用，具有活血调经、利水消肿的功能，用于治疗月经不调、痛经经闭、恶露不尽、水肿尿少，以及急性肾炎水肿及疔疮乳痈。

干益母草
气微，味微苦，质硬而脆

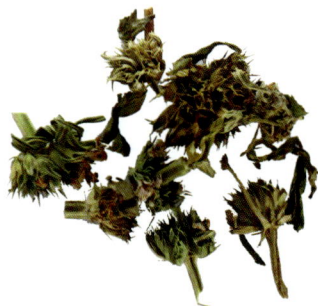

茎表面灰绿色或黄绿色；体轻，质韧，断面中部有髓。叶片灰绿色，多皱缩、破碎，易脱落。轮伞花序腋生，小花淡紫色，花萼筒状，花冠二唇形。切段者长约2cm。

炮制作用：活血调经、利尿消肿、清热解毒，用于治疗月经不调、痛经经闭、恶露不尽、水肿尿少、疮疡肿毒。

酒益母草

略具酒气

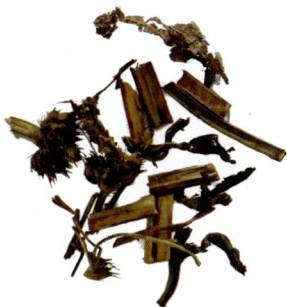

表面色泽加深，偶见焦斑。

炮制作用：增强寒性缓和、活血祛瘀、调经止痛的作用，多用于治疗月经不调、恶露癥瘕、瘀滞作痛及跌打伤痛等。

炮制方法

序号	炮制品	炮制方法
1	鲜益母草	取新鲜原药材，除去杂质，迅速洗净
2	干益母草	取原药材，除去杂质，切去残根，洗净，润透，切段，干燥
3	酒益母草	取净益母草段，用定量黄酒拌匀，闷润至酒被吸尽后，置于温度适宜的热锅内，用文火炒干，取出，晾凉。每100kg 益母草段用黄酒 15kg

Sāng yè
Mori Folium

味甘、苦，性寒

归肺、肝经

明目

疏散风热、清肺润燥、清肝

桑叶

桑叶始载于《神农本草经》，《中国药典》（2015年版）载有桑叶一种炮制品。

为桑科植物桑 *Morus alba* L. 的干燥叶。初霜后采收，除去杂质，晒干。

桑叶
气微，味淡微苦涩，质脆

为碎片状，表面黄绿色，背面淡黄绿色或黄白色，叶脉凸起，小脉交织成网状。

炮制作用：生品长于疏散风热、清肝明目，常用于治疗外感风热发热、头昏、头痛咳嗽、咽喉肿痛、肝热目赤、涩痛、多泪。

蜜桑叶
味甜，略带黏性

表面暗黄色，微有光泽。

炮制作用：制后其性偏润，多用于治疗肺燥咳嗽。

炮制方法

序号	炮制品	炮制方法
1	桑叶	取原药材，除去杂质，搓碎，去柄，筛去灰屑
2	蜜桑叶	取炼蜜，加入适量开水稀释，淋入净桑叶碎片内拌匀，闷润至蜜被吸尽后，置于温度适宜的热锅内，用文火炒至表面深黄色，不粘手时取出，晾凉。每100kg桑叶用炼蜜25kg

| Sāng bái pí
Mori Cortex

桑
白
皮 | 味甘，性寒
归肺经
泻肺平喘、利水消肿 | 桑白皮始载于《神农本草经》，其炮制首见于汉代《金匮》。《中国药典》（2015年版）载有桑白皮、蜜桑白皮两种炮制品。

本品为桑科植物桑 Morus alba L. 的干燥根皮。秋末叶落时至次春发芽前采挖根部，刮去黄棕色粗皮，纵向剖开，剥取根皮，晒干。 |

桑白皮
气微，味微甘

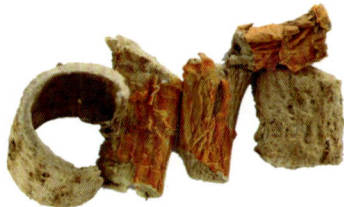

呈扭曲的卷筒状、槽状或板片状，长短宽窄不一，厚1～4mm。外表面白色或淡黄白色，较平坦，有的残留橙黄色或棕黄色鳞片状粗皮；内表面黄白色或灰黄色，有细纵纹。体轻，质韧，纤维性强，难折断，易纵向撕裂，撕裂时有粉尘飞扬。

炮制作用：生品长于泻肺行水，用于治疗水肿、尿少、面目肌肤浮肿、肺热痰多的喘咳。

蜜桑白皮
味甜

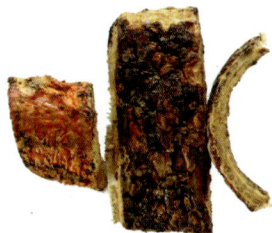

蜜桑白皮表面深黄色，略有光泽。

炮制作用：炙后缓和寒泻之性，性寒偏润，可润肺止咳，用于治疗肺虚咳喘。

炮制方法

序号	炮制品	炮制方法
1	桑白皮	桑白皮洗净，稍润，切丝，干燥
2	蜜桑白皮	取炼蜜，加入适量开水稀释，淋入净桑白皮丝中，拌匀，闷润至蜜被吸尽后，置于温度适宜的热锅内，用文火炒至表面深黄色，不粘手时取出，晾凉。每100kg净桑白皮用炼蜜25kg

Sāng piāo xiāo
Mantidis Ootheca

桑螵蛸

固精缩尿、补肾助阳

归肝、肾经

味甘、咸，性平

桑螵蛸始载于《神农本草经》，其炮制首见于汉代《神农本草经》。《中国药典》（2015 年版）载有桑螵蛸一种炮制品。

为螳螂科昆虫大刀螂 *Tenodera sinensis* Saussure、小刀螂 *Statilia maculata*（Thunberg）或巨斧螳螂 *Hierodula patellifera*（Serville）的干燥卵鞘。以上三种分别习称"团螵蛸""长螵蛸"及"黑螵蛸"。深秋至次春收集，除去杂质，蒸至虫卵死后，干燥。

桑螵蛸
气微腥，味淡或微咸

盐桑螵蛸
有香气，微腥，味微咸

团螵蛸略呈圆柱形或半圆形，由多层膜状薄片叠成，长 2.5～4cm，宽 2～3cm。表面浅黄褐色，上面带状隆起不明显，底面平坦或有凹沟。体轻，质松而韧，横断面可见外层为海绵状、内层为许多放射状排列的小室，室内各有一细小椭圆形卵，深棕色，有光泽。气微腥，味淡或微咸。长螵蛸略呈长条形，一端较细，长 2.5～5cm，宽 1～1.5cm。表面灰黄色，上面带状隆起明显，带的两侧各有一条暗棕色浅沟和斜向纹理。质硬而脆。黑螵蛸略呈平行四边形，长 2～4cm，宽 1.5～2cm。表面灰褐色，上面带状隆起明显，两侧有斜向纹理，近尾端微向上翘。质硬而韧。

炮制作用：生品令人泄泻，蒸后可消除致泻的副作用，又可杀死虫卵，利于保存药效，用于治疗遗精滑精、尿频遗尿、小便白浊等。

略带焦斑。

炮制作用：盐炙后可引药下行入肾，增强益肾固精、缩尿止遗的作用，用于治疗肾虚阳痿、遗精、遗尿、小便白浊等。

各论

159

炮制方法

序号	炮制品	炮制方法
1	桑螵蛸	取原药材，除去杂质，蒸透，干燥。用时剪碎
2	盐桑螵蛸	取净桑螵蛸加入盐水拌匀，闷润至透，置炒制器具内，文火加热，炒至有香气逸出时，取出晾凉。每 100kg 净桑螵蛸用食盐 2.5kg

中药传统炮制图鉴

160

Huáng qín
Scutellariae
Radix

黄芩

味苦，性寒

小肠经

归肺、胆、脾、大肠、

清热燥湿、泻火解毒、止血、安胎

黄芩始载于《神农本草经》，其炮制首见于唐代《外台秘要》。《中国药典》（2015年版）载有黄芩片和酒黄芩两种炮制品。

为唇形科植物黄芩 *Scutellaria baicalensis* Georgi 的干燥根。春、秋二季采挖，除去须根及泥沙，晒后撞去粗皮，晒干或阴干。

黄芩片
味苦

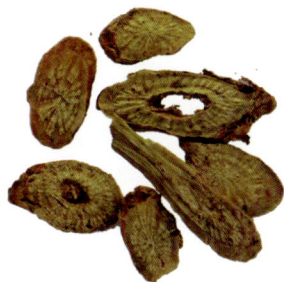

为类圆形或不规则形薄片，外表皮黄棕色或棕褐色。切面黄棕色或黄绿色，具放射状纹理。

炮制作用：生品清热泻火作用强，多用于治疗热病、湿温、黄疸、泻痢等。蒸制或沸水煮后能破酶保苷，又能使黄芩软化，便于切片。

酒黄芩
微有酒香气

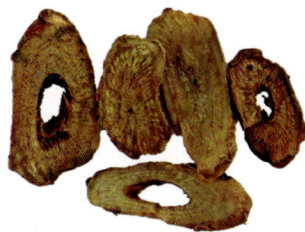

略带焦斑。

炮制作用：苦寒之性缓和，免伤脾阳，并可引药入血分，借黄酒向上升腾之力以清上焦肺热及四肢肌表之湿热，用于治疗目赤肿痛及上焦肺热咳嗽等。

黄芩炭

有焦炭气味

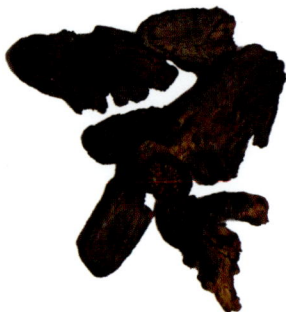

表面黑褐色，体轻，质松，易断。

炮制作用：具清热止血作用，用于治疗崩漏下血、吐血、衄血等。

炮制方法

序号	炮制品	炮制方法
1	黄芩片	取原药材，除去杂质。将大小分档的黄芩置蒸笼内，蒸制30分钟，趁热切薄片，干燥，筛去碎屑。或将净黄芩置沸水中煮10分钟，取出，闷润至内外湿度一致时，切薄片，干燥，筛去碎屑
2	酒黄芩	取净黄芩片于适宜的容器内，加黄酒拌匀，密闭闷润至酒被吸尽，文火炒至深黄色时，取出晾凉，筛去碎屑。每100kg净黄芩片用黄酒10kg
3	黄芩炭	取净黄芩片，置预热好的炒制器具内，武火炒至黄芩外表黑褐色，里面深黄色。有火星时及时喷洒适量饮用水，熄灭火星，取出，筛去碎屑

Huáng qí
Astragali Radix

黄芪

补气固表、利尿托毒、排脓、敛疮生肌

归肺、脾经

味甘，性温

黄芪始载于《神农本草经》，其炮制首见于汉代《金匮玉函经》。《中国药典》（2015年版）载有黄芪和炙黄芪两种炮制品。

为豆科植物蒙古黄芪 Astragalus membranaceus(Fisch.) Bge.var.*mongholicus*(Bge.) Hsiao 或膜荚黄芪 Astragalus membranaceus (Fisch.) Bge. 的干燥根。春、秋二季采挖，除去须根和根头，晒干。

黄芪
气微，味微甜，嚼之微有豆腥味

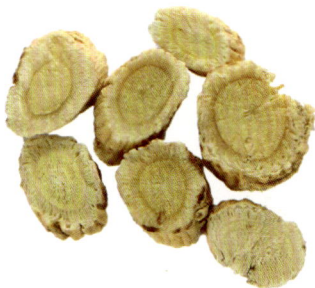

炙黄芪
具蜜香气，味甜，略带黏性

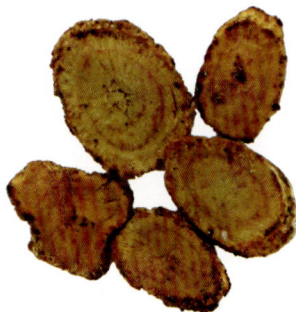

　　呈圆柱形，有的有分枝，上端较粗，长 30～90cm，直径 1～3.5cm。表面淡棕黄色或淡棕褐色，有不整齐的纵皱纹或纵沟。质硬而韧，不易折断，断面纤维性强，并显粉性，皮部黄白色，木部淡黄色，有放射状纹理和裂隙，老根中心偶呈枯朽状，黑褐色或呈空洞。

　　炮制作用：生品长于益卫固表、托毒生肌、利尿退肿，用于治疗表虚自汗、气虚水肿、痈疽难溃、久溃不敛、内热消渴，以及慢性肾炎蛋白尿、糖尿病等。

　　外表皮淡棕黄色或淡棕褐色，略有光泽，可见纵皱纹或纵沟。切面皮部黄白色，木部淡黄色，有放射状纹理和裂隙，有的中心偶有枯朽状，黑褐色或呈空洞。

　　炮制作用：蜜炙后长于益气补中，用于治疗气虚乏力、食少便溏。

163

炮制方法

序号	炮制品	炮制方法
1	黄芪	取原药材，除去杂质，粗细分档，洗净，润透，切厚片，干燥，筛去碎屑
2	炙黄芪	取净黄芪片，将定量炼蜜加适量开水稀释，淋入黄芪中拌匀，闷润至蜜汁被吸尽，置炒制器具内，文火加热，炒至深黄色、不粘手时取出晾凉，筛去碎屑。每100kg净黄芪片用炼蜜25kg

Huáng lián
Coptidis Rhizoma

黄连

味苦，性寒

清热燥湿、泻火解毒

归心、脾、胃、肝、胆、大肠经

黄连始载于《神农本草经》。其炮制首见于唐代《千金翼方》。《中国药典》（2015年版）载有黄连片、酒黄连、姜黄连、萸黄连四种炮制品。

为毛茛科植物黄连 *Coptis chinensis* Franch.、三角叶黄连 *Coptis deltoidea* C.Y.Cheng et Hsiao 或云连 *Coptis teeta* Wall. 的干燥根茎。以上三种分别习称"味连""雅连""云连"。秋季采挖，除去须根和泥沙，干燥，撞去残留须根。

黄连
质坚脆，气微，味极苦

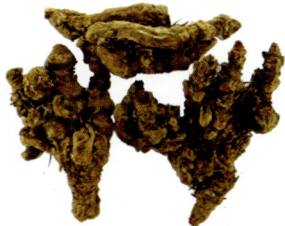

酒黄连
略有酒香气

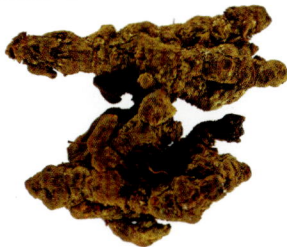

味连多集聚成簇，常弯曲，形如鸡爪，单枝根茎长 3～6cm，直径 0.3～0.8cm。表面灰黄色或黄褐色，粗糙，有不规则结节状隆起、须根及须根残基，有的节间表面平滑如茎秆，习称"过桥"。上部多残留褐色鳞叶，顶端常留有残余的茎或叶柄。质硬，断面不整齐，皮部橙红色或暗棕色，木部鲜黄色或橙黄色，呈放射状排列，髓部有的中空。气微，味极苦。雅连多为单枝，略呈圆柱形，微弯曲，长 4～8cm，直径 0.5～1cm。"过桥"较长。顶端有少许残茎。云连弯曲呈钩状，多为单枝，较细小。

炮制作用：生品苦寒之性颇盛，善清心火、清热解毒，多用于治疗心火亢盛所致烦躁不眠、神昏谵语，以及湿温、痢疾、热毒疮疡。

色泽加深。

炮制作用：炙后借酒力引药上行，缓其寒性，善清上焦头目之火，用于治疗目赤肿痛及口疮。

165

姜黄连

有姜的辛辣味

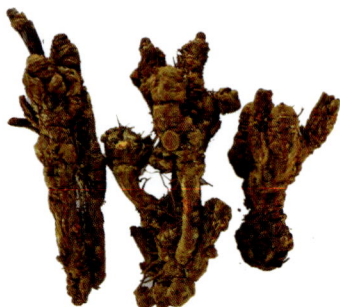

表面棕黄色。

炮制作用：炙后可缓其苦寒之性，并能增强止呕作用，善于清胃和胃止呕，用于治疗寒热互结，湿热中阻之痞满呕吐。

萸黄连

有吴茱萸的辛辣香气

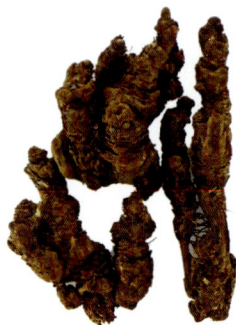

表面棕黄色。

炮制作用：炙后缓可缓其苦寒之性，使黄连寒而不滞，善于舒肝和胃止呕，用于治疗肝胃不和之呕吐吞酸。

炮制方法

序号	炮制品	炮制方法
1	黄连	取原药材，除去杂质，润透后切薄片，晾干，或用时捣碎
2	酒黄连	取净黄连片，用定量黄酒拌匀，闷润至酒被吸尽后，置于温度适宜的热锅内，用文火炒干，取出，晾凉。每100kg净黄连用黄酒 12.5kg
3	姜黄连	取净黄连片，用适量姜汁拌匀，闷润至姜汁被吸尽后，置于温度适宜的热锅内，用文火炒干，取出，晾凉。每100kg净黄连用生姜 12.5kg
4	萸黄连	取净吴茱萸，加水适量，煎煮半小时，去渣取汁拌入黄连片中，闷润至吴茱萸汁被吸尽后，置于温度适宜的热锅内，用文火炒干，取出，晾凉。每100kg净黄连用吴茱萸 10kg

huáng bò
Phellodendri Chinensis Cortex

黄柏

清热燥湿、泻火除蒸、解毒疗疮

味苦，性寒

归肾、膀胱经

黄柏始载于《神农本草经》，其炮制首见于南北朝《雷公炮炙论》。《中国药典》（2015年版）载有黄柏、盐黄柏和黄柏炭三种炮制品。

为芸香科植物黄皮树 *Phellodendron chinense* Schneid. 的干燥树皮。习称"川黄柏"。剥取树皮后，除去粗皮，晒干。

黄柏
气微，味极苦，嚼之有黏性

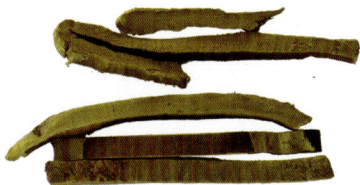

呈板片状或浅槽状，长宽不一，厚1～6mm。外表面黄褐色或黄棕色，平坦或具纵沟纹，有的可见皮孔痕及残存的灰褐色粗皮；内表面暗黄色或淡棕色，具细密的纵棱纹。体轻，质硬，断面纤维性，呈裂片状分层，深黄色。

炮制作用：生品性寒苦燥而沉，长于清热，燥湿，解毒，多用于治疗热毒疮疡、湿疹、湿热泻痢、黄疸、疮疡肿毒等。

盐黄柏
味极苦，微咸

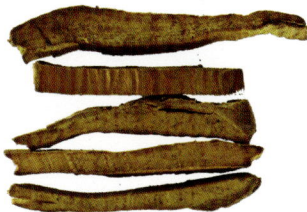

表面深黄色，偶有焦斑。

炮制作用：盐炙后可引药入肾，缓和苦燥之性，增强滋肾阴、泻相火、退虚热的作用，用于治疗阴虚发热、骨蒸劳热、盗汗、足膝痿软等。

各论

黄柏炭

味苦涩，体轻，质脆

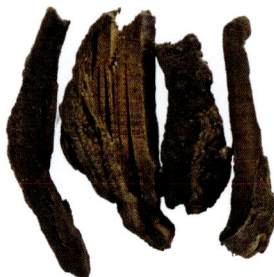

表面焦黑色，内部深褐色或棕黑色。

炮制作用：清湿热之中兼具涩性，长于止血，多用于治疗便血、崩漏下血、尿血。

酒黄柏

略具酒气，味苦

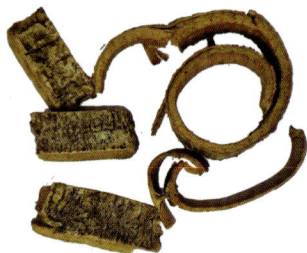

表面深黄色，偶有焦斑。

炮制作用：酒炙后可缓和苦寒之性，免伤脾阳，亦可增强清湿热、利关节作用，并能借酒升腾之力引药上行，清上焦之热，用于治疗热壅上焦诸证及足痿。

炮制方法

序号	炮制品	炮制方法
1	黄柏	取原药材，除去杂质，刮去残留的粗皮，洗净，润透，切丝，干燥，筛去碎屑
2	盐黄柏	取净黄柏丝，用盐水拌匀，闷润至盐水被吸尽后，置炒制器具内，文火炒干，取出晾凉，筛去碎屑。每100kg净黄柏丝用食盐2kg
3	黄柏炭	取净黄柏丝，置炒制器具内，武火加热，炒至表面焦黑色、内部深褐色，有火星时及时喷淋适量饮用水，熄灭火星，略炒，取出晾凉，筛去碎屑
4	酒黄柏	取净黄柏丝，加入定量的黄酒拌匀，密闭闷润，待酒被吸尽后，置炒制器具内，文火炒干，取出晾凉，筛去碎屑。每100kg净黄柏丝用黄酒10kg

huáng jīng
Polygonati
Rhizoma

黄精

味甘，性平

归脾、肺、肾经

清补气养阴、健脾、润肺、益肾

黄精始载于《名医别录》，其炮制首见于南北朝《雷公炮炙论》。《中国药典》（2015年版）载有黄精和酒黄精两种炮制品。

为百合科植物滇黄精 *Polygonatum kingianum* Coll.et Hensl.、黄精 *Polygonaturn sibiricum* Red. 或 多 花 黄 精 *Polygonatum cyrtonema* Hua 的干燥根茎。按形状不同，习称"大黄精""鸡头黄精""姜形黄精"。春、秋二季采挖，除去须根，洗净，置沸水中略烫或蒸至透心，干燥。

黄精
质硬而韧，味甜，嚼之有黏性

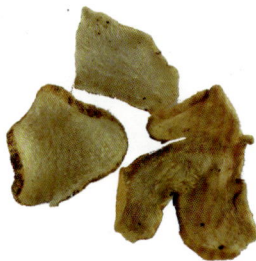

为不规则厚片。切面淡黄色至黄棕色，角质。周边淡黄色至黄棕色，偶见"鸡眼"状的茎痕。

炮制作用：生品具麻味，刺激咽喉，临床多蒸用。

酒黄精
质柔软，味甜，略有酒气

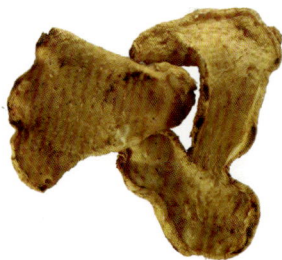

表面黑色，有光泽，中心深褐色。

炮制作用：能助其药势，使之滋而不腻，更好地发挥补肾益血作用，多用于治疗脾胃虚弱之体倦乏力、口干食少、肺虚燥咳、内热消渴、精亏头晕目眩等。

炮制方法

序号	炮制品	炮制方法
1	黄精	取原药材，除去杂质，洗净，稍润，切厚片，干燥，筛去碎屑
2	酒黄精	取净黄精，置适宜的容器内，用定量黄酒拌匀，密闭，隔水加热，炖或蒸至酒被吸尽、内外均呈黑色、口尝无麻味时，取出。稍晾，切厚片，干燥，筛去碎屑。每100kg净黄精用黄酒20kg

Cháng shān
Dichroae Radix

常山

味苦、辛，性寒，有毒

涌吐痰涎，截疟

归肺、肝、心经

常山始载于《神农本草经》，《中国药典》（2015年版）载有常山和炒常山两种炮制品。

为虎耳草科植物常山 *Dichroa febrifuga* Lour. 的干燥根。秋季采挖，除去须根，洗净，晒干。

中药传统炮制图鉴

常山
气微，味苦，质硬

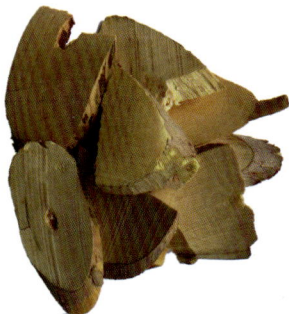

为不规则的薄片，外表皮淡黄色，无外皮，切面黄白色，有放射状纹理。

炮制作用：生品上行，有较强的涌吐痰饮作用，多用于治疗胸膈痰饮积聚。

炒常山
略有酒气

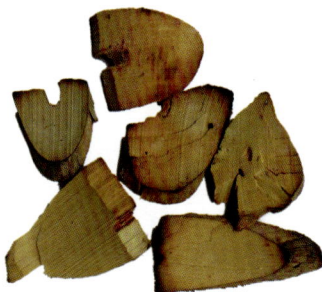

表面深黄色。

炮制作用：制后降低毒性，减轻恶心呕吐的副作用，多用于治疗疟疾。

炮制方法

序号	炮制品	炮制方法
1	常山	取原药材，除去杂质及残茎，分开大小，浸泡至三四成透时，取出润透，切薄片，干燥
2	炒常山	取净常山片，置于温度适宜的热锅内，用文火炒至表面深黄色，取出，放凉

Má huáng
Ephedrae Herba

麻黄

泻肺平喘、行水消肿

归肺、膀胱经

味辛、苦，性大寒

麻黄始载于《神农本草经》，其炮制首见于汉代《金匮玉函经》。《中国药典》（2015年版）载有麻黄和蜜麻黄两种炮制品。

为麻黄科植物草麻黄 *Ephedra sinica* Stapf、中麻黄 *Ephedra intermedia* Schrenk et C.A.Mey. 或木贼麻黄 *Ephedra equisetina* Bge. 的干燥草质茎。秋季采割绿色的草质茎，晒干。

麻黄
气微香，味涩、微苦

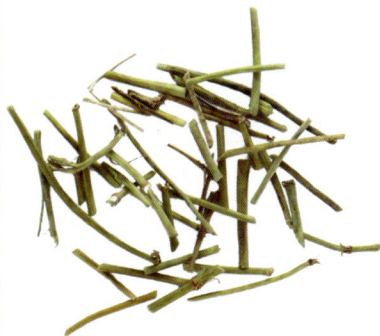

呈圆柱形的段。表面淡黄绿色至黄绿色，粗糙，有细纵脊线，节上有细小鳞叶。切面中心显红黄色。

炮制作用：生品发汗解表和利水消肿力强，用于治疗风寒表实证及风水浮肿。

蜜麻黄
有蜜香气，味甜，略具黏性

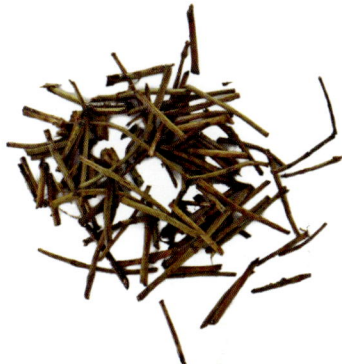

表面深黄色，微有光泽。

炮制作用：性温偏润，辛散发汗作用缓和，以宣肺平喘力盛，多用于治疗表证较轻，而肺气壅闭，咳嗽气喘较重的患者。

麻黄绒
体轻

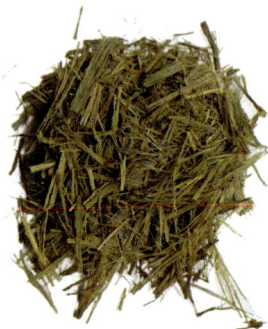

呈松散的绒团状，黄绿色。

炮制作用：作用缓和，适于患有风寒感冒的老人、幼儿及体虚者。用法与麻黄相同。

蜜麻黄绒
稍带黏性，味微甜

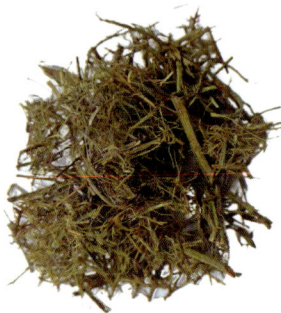

粘结的绒团状，深黄色，有焦斑。

炮制作用：作用更缓和，适于表证已解而喘咳未愈的老人、幼儿及体虚患者。用法与蜜炙麻黄相似。

炮制方法

序号	炮制品	炮制方法
1	麻黄	取原药材，除去木质茎、残根及杂质，切段；或洗净后稍润，切段，干燥
2	蜜麻黄	取净麻黄段，将定量炼蜜加适量开水稀释，淋入麻黄段中拌匀，闷润至蜜汁被吸尽，置炒制器具内，文火炒至不粘手时取出晾凉，筛去碎屑。每100kg 净麻黄段用炼蜜 20kg
3	麻黄绒	取麻黄段，碾绒，筛去粉末
4	蜜麻黄绒	取炼蜜，加适量开水稀释后，淋入麻黄绒内拌匀，闷润至蜜汁被吸尽，置炒制器具内，用文火加热，炒至深黄色、不粘手时取出晾凉，筛去碎屑。每100kg 净麻黄绒用炼蜜 25kg

Shāng lù Phytolaccae Radix **商 陆**	味苦，性寒，有毒 归肺、脾、肾、大肠经 散结 逐水消肿、通利二便、解毒

商陆始载于《神农本草经》，其炮制首见于南北朝《雷公炮炙论》。《中国药典》（2015 年版）载有生商陆和醋商陆两种炮制品。

为商陆科植物商陆 *Phytolacca acinosa* Roxb. 或垂序商陆 *Phytolacca americana* L. 的干燥根。秋季至次春采挖，除去须根及泥沙，切成块或片，晒干或阴干。

生商陆
味稍甜，质硬，久嚼麻舌

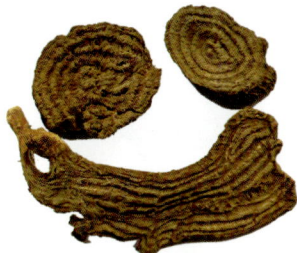

为横切或纵切的不规则块片，切面浅黄棕色或黄白色，横片面木部隆起，形成数个突起的同心环轮。纵片面木部呈平行条状突起。周边灰黄色或灰棕色，边缘皱缩。

炮制作用：生品有毒，长于消肿解毒，外治痈疽肿毒。

醋商陆
味稍甜，久嚼麻舌

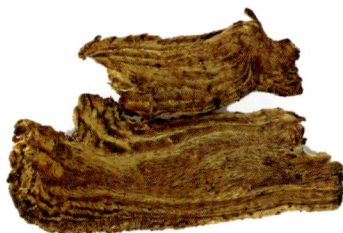

表面黄棕色，微有醋香气。

炮制作用：制后降低毒性，缓和峻泻作用，以逐水消肿为主，多用于治疗水肿胀满。

炮制方法

序号	炮制品	炮制方法
1	商陆	取原药材，除去杂质、洗净、润透，切厚片或块，干燥，筛去碎屑
2	醋商陆	取净商陆片，加入定量醋拌匀，闷润至醋被吸尽，置炒制器具内，文火加热，炒干，取出晾凉，筛去碎屑。每 100kg 净商陆片用米醋 30kg

173

Yín yáng huò
Epimedii Folium

淫羊藿

味辛、甘，性温

补肾阳、强筋骨、祛风湿

归肝、肾经

淫羊藿始载于《神农本草经》，其炮制首见于《雷公炮炙论》。《中国药典》（2015年版）载有淫羊藿和炙淫羊藿两种炮制品。

为小檗科植物淫羊藿 *Epimedium brevicornum* Maxim.、箭叶淫羊藿 *Epimedium sagittatum*（Sieb. et Zucc.）Maxim.、柔毛淫羊藿 *Epimedium pubescens* Maxim.、朝鲜淫羊藿 *Epimedium koreanum* Nakai 的干燥地上部分。夏、秋季茎叶茂盛时采割，除去粗梗及杂质，晒干或阴干。

淫羊藿
气微，味微苦，近革质

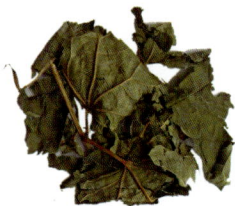

呈丝片状，上表面绿色、黄绿色或浅黄色，下表面灰绿色，网脉明显，中脉及细脉凸出，边缘具黄色刺毛状细锯齿。

炮制作用：生品长于祛风湿、强筋骨，用于治疗风湿痹痛、麻木拘挛、中风偏瘫、小儿麻痹。

炙淫羊藿
有油香气

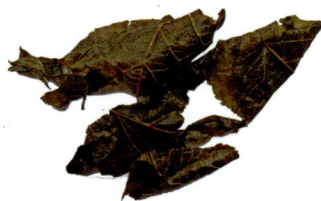

表面浅黄色显油亮光泽。

炮制作用：羊脂油炙后能增强其温肾助阳作用，多用于治疗肾阳不足之阳痿、不孕、早泄等。

炮制方法

序号	炮制品	炮制方法
1	淫羊藿	取原药材，除去杂质，摘取叶片，喷淋饮用水，稍润，切丝，干燥
2	炙淫羊藿	取羊脂油置锅内加热熔化，加入淫羊藿丝，用文火炒至表面微黄色，油脂被吸尽、微显光泽时，取出晾凉，筛去碎屑。每100kg净淫羊藿丝，用羊脂油（炼油）20kg

中药传统炮制图鉴

174

Dàn dòu chǐ
Sojae Semen
Praeparatum

淡豆豉

味苦、辛，性凉
归肺、胃经
解表、除烦、宣发郁热

淡豆豉始载于《伤寒论》，晋代《肘后备急方》有熬制法。《中国药典》（2015 年版）载有淡豆豉一种炮制品。

为豆科植物大豆 *Glycine max*（L.）Merr. 的成熟种子的发酵加工品。

淡豆豉
气香，味微甘

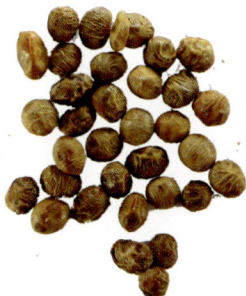

呈椭圆形，略扁，长 0.6 ～ 1cm，直径 0.5 ～ 0.7cm。表面黑色，皱缩不平，质柔软，断面棕黑色。

炮制作用：具有解表、除烦、宣发郁热的作用，用于治疗感冒、寒热头痛、烦躁胸闷、虚烦不眠等。

炮制方法

序号	炮制方法
淡豆豉	将桑叶、青蒿各 70 ～ 100g 加水煎煮、滤过，将煎液拌入净大豆 1000g 中；待汤液被吸收后，置蒸制容器内蒸透，取出，稍凉；再置适宜的容器内，用煎过的桑叶、青蒿渣覆盖，在 25 ～ 28℃、相对湿度为 70% ～ 80% 的条件下，闷至发酵并长满黄衣时取出，除去药渣，洗净；置适宜的容器内，保持温度 50 ～ 60℃，闷 15 ～ 20 天，至充分发酵，有香气逸出时取出，略蒸，干燥

续断

Xù duàn
Dipsaci Radix

味苦、辛，性微温

归肝、肾经

补肝肾、强筋骨、续折伤、止崩漏

续断始载于《神农本草经》，其炮制首见于南北朝《雷公炮炙论》。《中国药典》（2015年版）载有续断片、酒续断、盐续断三种炮制品。

为川续断科植物川续断 *Dipsacus asper Wall. ex Henry* 的干燥根。秋季采挖，除去根头和须根，用微火烘至半干，堆置"发汗"至内部变绿色时再烘干。

续断片
气微，味微苦

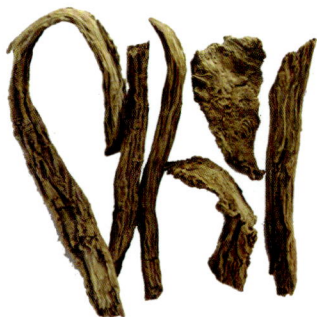

呈类圆形或椭圆形的厚片。外表皮灰褐色至黄褐色，有纵皱。切面皮部墨绿色或棕褐色，木部灰黄色或黄褐色，可见放射状排列的导管束纹，形成层部位多有深色环。

炮制作用：生品补肝肾、强筋骨、续折伤、止崩漏，用于治疗腰膝酸软、风湿痹痛、崩漏、胎漏、跌仆损伤等。

酒续断
略有酒香气

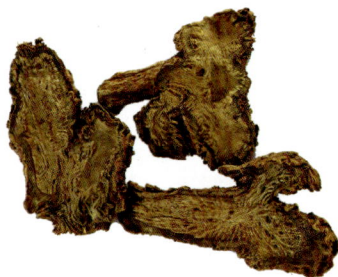

表面浅黑色或灰褐色。

炮制作用：酒炙后能增强通血脉、续筋骨、止崩漏的作用，多用于治疗风湿痹痛、虚寒腹痛、跌仆损伤等。

盐续断
味微咸

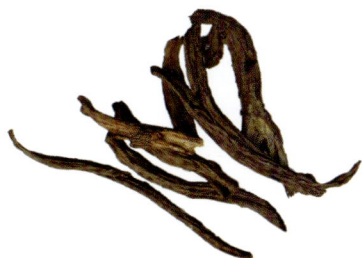

表面黑褐色。

炮制作用：盐炙后能引药下行，增强补肝肾、强腰膝作用，多用于治疗肝肾不足之腰膝酸软等。

炮制方法

序号	炮制品	炮制方法
1	续断片	续断片洗净，润透，切厚片，干燥，筛去碎屑
2	酒续断	取净续断片，加入定量黄酒拌匀，在密闭的容器中闷润，待酒被吸尽后，置炒制器具内，文火加热，炒至微带黑色时取出晾凉，筛去碎屑。每100kg净续断片用黄酒10kg
3	盐续断	取净续断片，加入定量食盐水拌匀，闷润，待盐水被吸尽后，置炒制器具内，文火炒干，取出晾凉，筛去碎屑。每100kg净续断片用食盐2kg

各论

Kuǎn dōng huā
Farfarae Flos

款冬花

味辛、微苦，性温

归肺经

润肺下气、止咳化痰

款冬花始载于《神农本草经》，其炮制首见于南北朝《雷公炮炙论》。《中国药典》（2015年版）载有款冬花和蜜款冬花两种炮制品。

为菊科植物款冬 Tussilago farfara L. 的干燥花蕾。12月或地冻前当花尚未出土时采挖，除去花梗及泥沙，阴干。

款冬花
体轻，气香，味微苦而辛

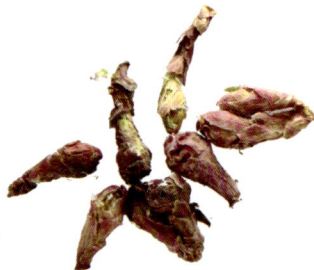

呈长圆棒状。单生或2～3个基部连生，长1～2.5cm，直径0.5～1cm。上端较粗，下端渐细或带有短梗，外面被有多数鱼鳞状苞片。苞片外表面紫红色或淡红色，内表面密被白色絮状茸毛。

炮制作用：生品长于散寒止咳，用于治疗风寒咳嗽、痰饮咳嗽。

蜜款冬花
具蜜香气，味微甜，稍带黏性

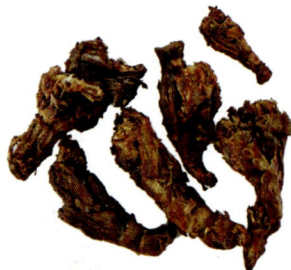

表面棕黄色或棕褐色。

炮制作用：炙后药性温润，能增强润肺止咳的作用，多用于治疗肺虚久咳或阴虚燥咳。

炮制方法

序号	炮制品	炮制方法
1	款冬花	取原药材，除去杂质及残梗，筛去灰屑
2	蜜款冬花	取净款冬花，将定量炼蜜加适量开水稀释后，淋入款冬花内拌匀，闷润至蜜汁被吸尽，置炒制器具内，文火炒至微黄色、不粘手时取出，晾凉，筛去碎屑。每100kg净款冬花用炼蜜25kg

葶苈子

Tíng lì zǐ
Descurainiae
Semen Lepidii
Semen

泻肺平喘、行水消肿
归肺、膀胱经
味辛、苦，性大寒

葶苈子始载于《神农本草经》，其炮制首见于汉代《金匮玉函经》。《中国药典》（2015年版）载有葶苈子和炒葶苈子两种炮制品。

为十字花科植物播娘蒿 *Descurainia sophia* (L.) Webb ex Prantl 或独行菜 *Lepidium apetalum* Willd. 的干燥成熟种子。前者习称"南葶苈子"，后者习称"北葶苈子"。夏季果实成熟时采割植株，晒干，搓出种子，除去杂质。

葶苈子
味微辛辣，黏性较强

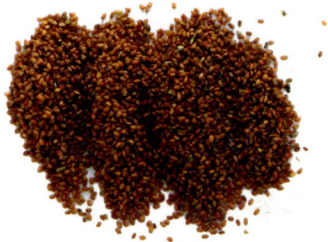

呈扁卵形（北葶苈子）或长圆形略扁（南葶苈子），表面棕色或红棕色。

炮制作用：生品降泄肺气的作用较强，长于利水消肿，用于治疗胸腹水肿。

炒葶苈子
有油香气，不带黏性

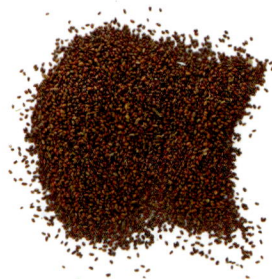

微鼓起，表面棕黄色。

炮制作用：炒后能缓和药性，适用于治疗实中夹虚的患者，多用于治疗痰饮喘咳、肺痈、腹水胀满等。

各论

炮制方法

序号	炮制品	炮制方法
1	葶苈子	取原药材，去除杂质，用时捣碎
2	炒葶苈子	取净葶苈子，置已预热的炒制器具中，用文火加热，炒至种子色泽加深，微鼓起，并有爆裂声和固有香气溢出时，取出放凉，用时捣碎

179

Zǐ sū zǐ
Perillae Fructus

紫苏子

味辛，性温
归肺经
通便
降气化痰、止咳平喘、润肠

紫苏子始载于《本草经集注》，其炮制首见于唐代《外台秘要》。《中国药典》（2015年版）载有紫苏子和炒紫苏子两种炮制品。

为唇形科植物紫苏 *Perilla frutescens* (L.) Britt. 的干燥成熟果实。秋季果实成熟时采收，除去杂质，晒干。

紫苏子

压碎有香气，味微辛，有油性

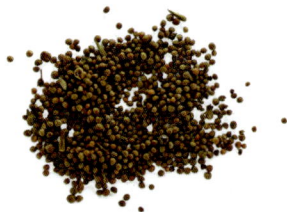

呈卵圆形或类球形，直径约1.5mm。表面灰棕色或灰褐色，有微隆起的暗紫色网纹，基部稍尖，有灰白色点状果梗痕。果皮薄而脆，易压碎。种子黄白色，种皮膜质，子叶2，类白色。

炮制作用：生品润燥滑肠作用强，多用于治疗肠燥便秘，尤其适于喘咳而兼便秘的患者。

蜜紫苏子

有焦香气

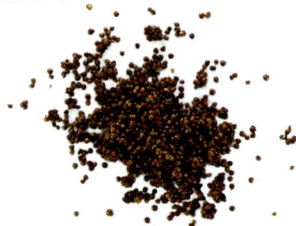

表面灰褐色，有细裂口。

炮制作用：炒后缓和辛散之性，温肺降气作用较强，且质脆易碎，易于煎出有效成分，可用于治疗多种原因引起的喘逆、咳嗽。

炮制方法

序号	炮制品	炮制方法
1	紫苏子	取原药材，除去杂质，洗净，干燥，用时捣碎
2	蜜紫苏子	取净紫苏子，置已预热的炒制器具中，用文火加热炒至有爆裂声、色泽变深，并逸出固有气味时，取出晾凉，筛去碎屑，用时捣碎

中药传统炮制图鉴

Zǐ wǎn
Asteris Radix et Rhizoma

紫菀

味辛、苦，性温

归肺经

润肺下气、消痰止咳

紫菀始载于东汉《神农本草经》，其炮制首见于梁代《本草经集注》。《中国药典》（2015 年版）载有紫菀和蜜紫菀两种炮制品。

为菊科植物紫菀 *Aster tataricus* L. f. 的干燥根及根茎。春、秋二季采挖，除去有节的根茎（习称"母根"）和泥沙，编成辫状晒干或直接晒干。

紫菀
质柔韧，气微香，味甜微苦

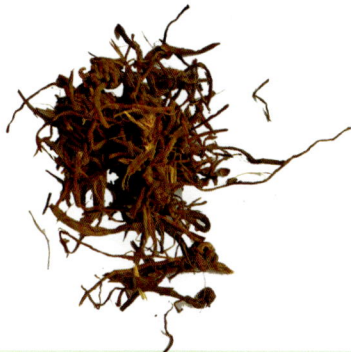

为不规则的厚片或段，外表皮紫红色或灰红色，有纵皱纹，切面淡棕色，中心具棕黄色的木心。

炮制作用：生品长于散寒降气祛痰，用于治疗风寒咳喘、痰饮咳喘、新久咳嗽。

蜜紫菀
有蜜香气，味甜

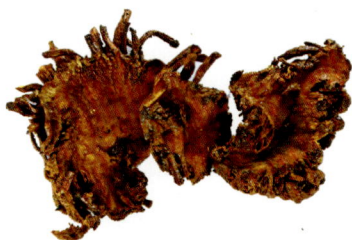

表面棕褐色或紫棕色。

炮制作用：增强润肺祛痰作用，用于治疗肺虚久咳、痨瘵咳嗽、痰中带血或肺燥干咳。

炮制方法

序号	炮制品	炮制方法
1	紫菀	取原药材，除去残茎及杂质，洗净，稍润，切厚片或段，干燥
2	蜜紫菀	取炼蜜，加入适量开水稀释，淋入净紫菀片或段中拌匀，闷润至蜜被吸尽后，置于温度适宜的热锅内，用文火炒至棕褐色，不粘手时取出，晾凉

Jí lí
Tribuli Fructus

蒺藜

味辛、苦，性微温，有小毒

归肝经

平肝解郁、活血祛风、明目、止痒

蒺藜始载于《金匮要略》，其炮制首见于南北朝《雷公炮炙论》。《中国药典》（2015 年版）载有蒺藜和炒蒺藜两种炮制品。

为蒺藜科植物蒺藜 *Tribulus terrestris* L. 的干燥成熟果实。秋季果实成熟时采割植株，晒干，打下果实，去除杂质。

蒺藜
味苦、辛

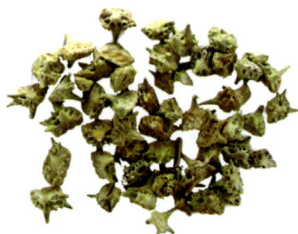

由 5 个分果瓣组成，呈放射状排列。分果瓣呈斧状，背部黄绿色，隆起，有纵棱及多数小刺，并有对称的长刺和短刺各一对，两侧面粗糙，有网纹，灰白色，质坚硬。

炮制作用：生品味辛，其性开散，能散肝经风邪，常用于治疗风热目赤、风疹瘙痒、白癜风等。

炒蒺藜
气微香，味苦、辛

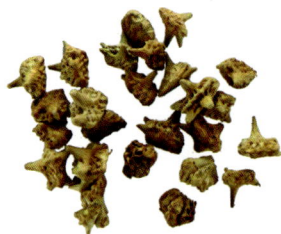

多为单一的分果瓣，分果瓣呈斧状，长 3～6mm；背部棕黄色，隆起，有纵棱，两侧面粗糙，有网纹。

炮制作用：炒后缓和其辛散之性，长于平肝潜阳、开郁散结，常用于治疗肝阳上亢之头痛、眩晕、乳汁不通等。

炮制方法

序号	炮制品	炮制方法
1	蒺藜	取原药材，除去杂质，用时捣碎
2	炒蒺藜	取净蒺藜置已预热的炒制器具中，用文火加热，炒至表面微黄色，并逸出固有气味时，取出晾凉，筛去碎屑，用时捣碎

Pú huáng Typhae Pollen 蒲黄	味甘，性平 归肝、心包经 止血、化瘀、通淋	蒲黄始载于《神农本草经》，其炮制首见于南北朝《雷公炮炙论》。《中国药典》（2015年版）载有生蒲黄和蒲黄炭两种炮制品。 为香蒲科植物水烛香蒲 *Typha angustifolia* L.、东方香蒲 *Typha orientalis* Presl. 或同属植物的干燥花粉。夏季采收蒲棒上部的黄色雄花序，晒干后碾轧，筛取花粉。剪取雄花后，晒干，成为带有雄花的花粉，即为草蒲黄。

生蒲黄
味淡，体轻

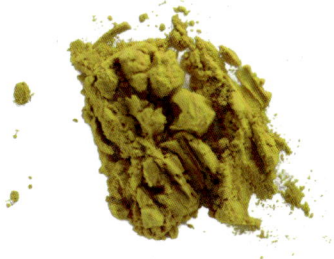

为黄色粉末，放水中则飘浮于水面。手捻有滑腻感，易附着手指上。

炮制作用：生品性滑，以行血化瘀、利尿通淋为主，用于治疗瘀血阻滞的心腹疼痛、经闭痛经、产后瘀痛、跌仆肿痛、血淋涩痛。

蒲黄炭
具焦香气，味微苦、涩

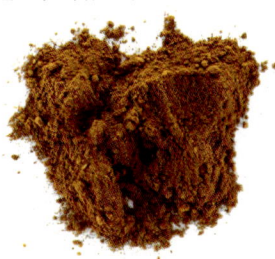

表面棕褐色或黑褐色。

炮制作用：制后增强止血作用，常用于治疗咯血、吐血、衄血、便血、尿血、崩漏及外伤出血。

炮制方法

序号	炮制品	炮制方法
1	生蒲黄	取原药材，揉碎结块，过筛，除去花丝及杂质
2	蒲黄炭	取净蒲黄，置已预热的炒制器具中，中火加热，炒至棕褐色；有火星时及时喷淋适量饮用水，熄灭火星，略炒，取出晾凉

蜈蚣

Wú gōng
Scolopendra

息风镇痉、攻毒散结、通络止痛

味辛，性温，有毒

归肝经

蜈蚣始载于《神农本草经》，其炮制首见于晋代《肘后本草》。《中国药典》（2015年版）载有焙蜈蚣一种炮制品。

为蜈蚣科动物少棘巨蜈蚣 Scolopendra subspinipes mutilans L.Koch 的干燥体。春、夏二季捕捉，用竹片插入头尾，绷直，干燥。

蜈蚣

气微腥，有特殊的刺鼻臭气，味辛、微咸

呈扁平的小段，背部棕绿色或墨绿色，有光泽，腹部淡黄色或棕黄色。质脆，断面有裂隙。

炮制作用：生品气味腥臭，多外用于治疗疮疡肿毒、瘰疬溃烂、毒蛇咬伤等；入煎剂多生用，用于治疗小儿惊风、抽搐痉挛、中风口㖞、半身不遂、破伤风等。

焙蜈蚣

有焦腥气

呈棕褐色或黑褐色。

炮制作用：焙后降低毒性，矫臭矫味，并使其干燥酥脆，便于粉碎；多入丸散内服或外敷，功用同生品。

炮制方法

序号	炮制品	炮制方法
1	蜈蚣	取原药材，除去竹片，剪段
2	焙蜈蚣	取净蜈蚣，文火焙至黑褐色，质酥脆时，取出晾凉，剪断或研成细粉

Bīng láng
Arecae Semen

槟榔

味苦、辛，性温

归胃、大肠经

截疟

杀虫、消积、行气、利水、

槟榔始载于《名医别录》，其炮制首见于南北朝《雷公炮炙论》。《中国药典》（2015年版）载有槟榔、炒槟榔和焦槟榔三种炮制品。

为棕榈科植物槟榔 *Areca catechu* L. 的干燥成熟种子。春末至秋初采收成熟果实，用水煮后，干燥，除去果皮，取出种子，干燥。

各论

槟榔
气微，味涩、微苦

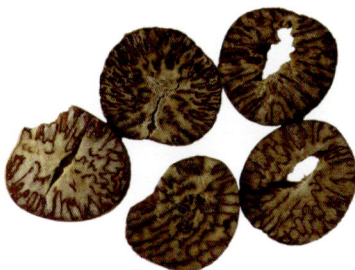

呈类圆形的薄片。切面可见棕色种皮与白色胚乳相间的大理石样花纹。

炮制作用：生品作用较猛，以杀虫、降气、行水消肿，截疟力强，常用于治疗肠道寄生虫病（如蛔虫、绦虫、姜片虫等）、水肿、脚气、疟疾等。

炒槟榔
气微，味涩、微苦

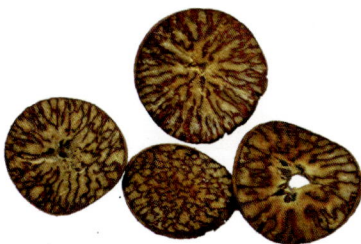

表面微黄色，可见大理石样花纹

炮制作用：炒黄后药性缓和，避免克伐太过耗损正气，并能减少恶心、腹泻、腹痛的副作用。长于消食导滞，用于治疗积滞泻痢、里急后重，适用于治疗体质较好的患者。

焦槟榔

质脆，易碎，气微，味涩、微苦

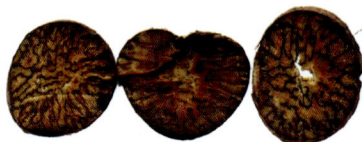

表面焦黄色，可见大理石样花纹，质脆，易碎。

炮制作用：药性更缓，有消食导滞的作用，用于治疗食积不消、泻痢后重，适用于治疗体质较差的患者。

炮制方法

序号	炮制品	炮制方法
1	槟榔	取原药材，置水中浸泡至六七成透，捞出后置适宜的容器内，润至内无干心时，切薄片，阴干
2	炒槟榔	取净槟榔片，置已预热的炒制器具中，用文火加热，炒至表面微黄色，并有固有气味逸出时，取出晾凉，筛去碎屑
3	焦槟榔	取净槟榔片，置已预热的炒制器具中，用文火加热，炒至焦黄色时，取出晾凉，筛去碎屑

Dào yá
Oryzae Fructus
Germinatus

稻芽

味甘，性温

归脾、胃经

消食和中、健脾开胃

稻芽始载于《名医别录》，宋代《圣济总录》有微炒法。《中国药典》（2015年版）载有稻芽、炒稻芽和焦稻芽三种炮制品。

为禾本科植物稻 Oryza sativa L. 的成熟果实经发芽干燥而成。

稻芽
气微，味淡，质硬

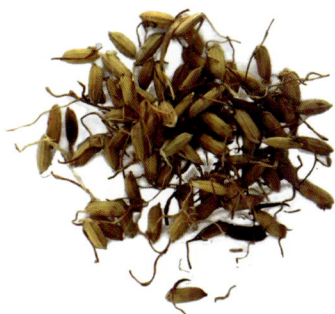

呈扁长椭圆形，两端略尖。外稃黄色，有白色细茸毛，具5脉。一端有2枚对称的白色条形浆片，一个浆片内侧伸出弯曲的须根1～3条。断面白色，粉性。

炮制作用：生品消食和中、健脾开胃，用于治疗食积不消、腹胀口臭、脾胃虚弱、不饥食少。

炒稻芽
具香气

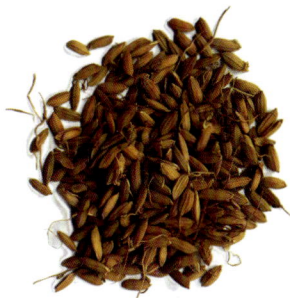

表面深黄色，偶有焦斑。

炮制作用：偏于消食，用于治疗不饥食少。

焦稻芽

具焦香气

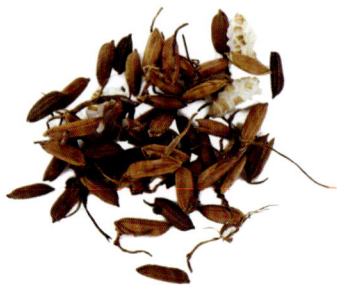

表面焦黄色，有焦斑。

炮制作用：善于化积滞，用于治疗积滞不消。

炮制方法

序号	炮制品	炮制方法
1	稻芽	取成熟饱满的稻谷，用饮用水浸泡至六七成透，捞出，置能排水的容器内，用湿物覆盖，每日淋水2～3次，保持一定的温度和湿度，待须根长至约1cm时，取出，干燥
2	炒稻芽	取净稻芽，置已预热的炒制器具内，文火加热，翻炒至大部分爆裂、表面呈深黄色，并有固有气味逸出时，取出晾凉，筛去灰屑
3	焦稻芽	取净稻芽，置已预热的炒制器具内，中火加热，翻炒至大部分爆裂、表面焦黄色，并有焦香气逸出时，取出晾凉，筛去灰屑

僵蚕

Jiāng cán
Bombyx
Batryticatus

味咸、辛，性平

归肝、肺、胃经

散结

息风止痉、祛风止痛、化痰

僵蚕始载于《神农本草经》，其炮制首见于南北朝刘宋时期《雷公炮炙论》。《中国药典》（2015年版）载有僵蚕和炒僵蚕两种炮制品。

为蚕蛾科昆虫家蚕 *Bombyx mori* Linnaeus. 4～5龄的幼虫感染（或人工接种）白僵菌 *Beauveriaassiana*（Bals.）Vuillant而致死的干燥体，多于春、秋季生产，将感染白僵菌病死的蚕干燥。

僵蚕
气微腥，味微咸

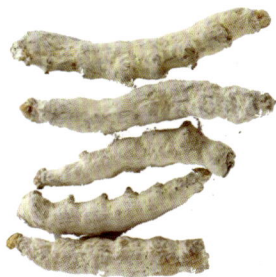

略呈圆柱形，多弯曲皱缩，长2～5cm，直径0.5～0.7cm，表面灰黄色，被有白色粉霜状的气生菌丝和分生孢子。头部较圆，足8对，体节明显，尾部略呈二分歧状。质硬而脆，易折断，断面平坦，外层色白，中间有亮棕色或亮黑色的丝腺环4个。

炮制作用：生品辛散之力较强，药力较猛，以祛风定惊力盛，用于治疗惊风抽搐、风疹瘙痒、颌下淋巴结炎、面神经麻痹等。

麸炒僵蚕
腥气减弱，味微咸

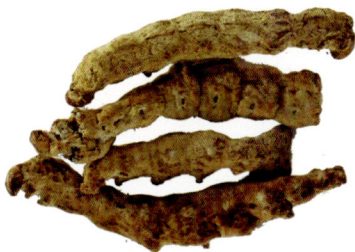

表面黄色，偶有焦斑。

炮制作用：炒后性微温，疏风走表之力稍减，长于化痰散结，并矫正其腥臭气味，便于服用，用于治疗瘰疬、痰核、中风失音等症。

189

炮制方法

序号	炮制品	炮制方法
1	僵蚕	取原药材，淘洗后干燥，除去杂质
2	麸炒僵蚕	取麦麸撒入热锅内，中火加热，待冒烟时加入净僵蚕，炒至表面黄色，取出，筛去麦麸，放凉。每100kg僵蚕用麦麸10kg

药物索引

各论

中药传统炮制图鉴

各论

主要参考书目

1.国家药典委员会.中华人民共和国药典［M］.北京：中国医药科技出版社，2015.

2.李铭.中药炮制技术［M］.南京：江苏教育出版社，2012.

3.张昌文.中药炮制技术［M］.北京：中国中医药出版社，2018.

4.赵中振.百药炮制［M］.北京：人民卫生出版社，2011.